W0273063

schlank ohne Diät

Praxisbuch

Bilder: Peter Schweiger, S. 12, 13, 24, 25, 38, 39, 60, 61
Peter Bárci, S. 55, 94
Kneipp-Verlag, S. 85, 117

ISBN 10: 3-7088-0388-4
ISBN 13: 978-3-7088-0388-3

Autoren: Univ.-Doz. Mag. Dr. Ingrid Kiefer
Univ.-Prof. Dr. Michael Kunze
Univ.-Prof. Dr. Rudolf Schoberberger
unter Mitarbeit von Mag. Dr. Werner Schwarz

Layout, technische Bearbeitung: Martin Jurkowitsch, Kneipp-Verlag

Druck: Theiss GmbH, A-9431 St. Stefan

1. Auflage Leoben, Juni 2006

Einleitung

Das Schlank-ohne-Diät-Praxisbuch ist Ihr Begleiter während des ganzen Schlank-ohne-Diät-Programms.

Schlank ohne Diät ist ein Gewichtsreduktionsprogramm mit 4 wesentlichen Komponenten:

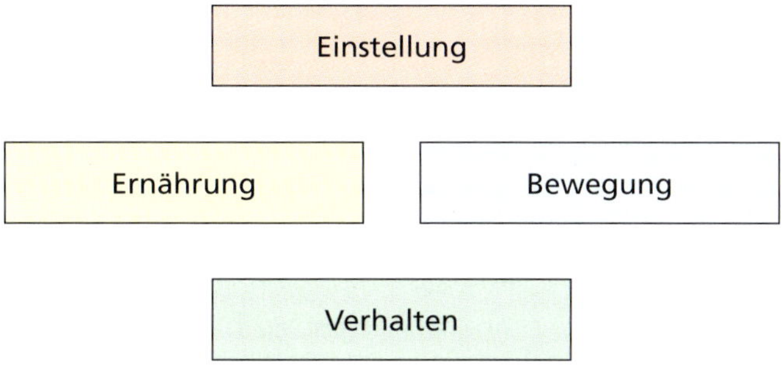

Dieses Programm wurde vor über 20 Jahren am Institut für Sozialmedizin der Medizinischen Universität Wien entwickelt und laufend nach den neuesten wissenschaftlichen Erkenntnissen und Untersuchungen ergänzt und überarbeitet. Viele erfolgreiche Schlank-ohne-Diät-Teilnehmer/-innen sind der beste Beweis dafür.

Ziel des Schlank-ohne-Diät-Programms ist es, dass der Lebensstil langfristig geändert wird und keine Diät – wie der Name schon sagt – eingehalten werden muss. Am Anfang steht eine genaue Analyse des Ist-Bestandes, das heißt, man ermittelt wann, warum, wie viel, aber auch in welchen Situationen gegessen wird. Zusätzlich analysiert man sein Bewegungsverhalten, sowohl im Alltag als auch im Rahmen von sportlichen Betätigungen. Anschließend beginnt man sein persönliches Ernährungs- und Bewegungsverhalten schrittweise, ganz individuell angepasst an die jeweilige Lebenssituation, zu ändern.

Persönliche Vorlieben finden hier genauso Berücksichtigung wie soziale und private Verpflichtungen und Ereignisse (z. B. Familien- oder Geschäftsessen, Geburtstage, Urlaube usw.). Man lernt sich zu kontrollieren, jedoch in einer Weise, die weder zwanghaft, noch besonders streng ist. Außerdem lernt man die Verantwortung für sein Ess- und Bewegungsverhalten und somit auch für das persönliche Körpergewicht zu übernehmen. Dazu gehört auch, dass es prinzipiell keine Verbote oder Gebote gibt. Man muss auf keine Speise, keine Nahrungsmittel oder Getränke verzichten, ebenso wenig muss man plötzlich Lebensmittel essen, die nicht schmecken. Vielmehr wird man auf zahlreiche Alternativen aufmerksam gemacht. Dazu gibt es allgemeine und spezielle Verhaltenstipps, die mithelfen, nicht in Essfallen zu tappen und die bei der Auswahl im Supermarkt, Restaurant usw. sehr hilfreich sind. Der tatsächlichen Veränderung des Ess- und Bewegungsverhaltens geht aber eine Änderung der Einstellung voraus. Nur wer seine Einstellung zum Essen, zum eigenen Körpergewicht und Körper, aber auch zum Gewichtsreduktionserfolg ändert, wird auch langfristig Erfolg haben. Dies findet vor allem am Beginn des Programms Berücksichtigung.

Ziel des Schlank-ohne-Diät-Programms ist eine langfristige

- Reduktion des Körperfettanteils,
- Änderung der Einstellung zum Essen, zur Bewegung und zum eigenen Körper,
- Umstellung des Ernährungsverhaltens in Richtung gesunde Ernährung ohne Verbote und Gebote – nach dem Motto „Genießen ohne zu büßen“,
- Erhöhung des Bewegungspensums, sowohl im Alltag als auch im Ausdauer- und Kraftbereich.

Genauere Informationen darüber, warum man überhaupt zunimmt, was beim Abnehmen im Körper vor sich geht oder welche gesundheitlichen Auswirkungen eine Gewichtsreduktion mit sich bringt, finden Sie – genauso wie grundlegende Informationen zur Ernährung und Bewegung – im Schlank-ohne-Diät-Buch.

Das Schlank-ohne-Diät-Programm soll mehrere Wochen lang durchgeführt werden. Damit unterscheidet es sich schon von vielen anderen Methoden zur Reduktion des Körpergewichtes, die – wenn überhaupt – nur kurzfristig durchführbar sind. Ideal sind 15 Wochen. Die erste Woche dient zur Ermittlung der Ausgangslage. Die nächsten 2 Wochen ist die so genannte „Versuchs- und Probierzeit", gefolgt von der „Umstellungsphase". Ab der 5. Woche folgt dann die Stabilisierungsphase. Je länger diese andauert, desto besser. Zur Unterstützung des Programms gibt es das Praxisbuch.

Dieses Buch beinhaltet zahlreiche Fragebögen, Protokollkarten, verschiedene Quiz und Übungsblätter. So können Sie am Anfang einen Ist-Bestand Ihres Ernährungs- und Bewegungsverhaltens ermitteln, sich anschließend selbst kontrollieren und schließlich alle Veränderungen überprüfen und dokumentieren. Es ist eine Art Tagebuch, ein unverzichtbarer Begleiter während Ihrer Gewichtsreduktion!

Fragebogen zur Ermittlung des Ernährungs- und Bewegungsverhaltens

Mit diesem Fragenbogen können Sie Ihr Ernährungs- und Bewegungsverhalten sehr genau analysieren und im Laufe des Schlank-ohne-Diät-Programms überprüfen, was sich verändert hat. Füllen Sie diesen Fragebogen aus, wenn Sie sich dazu entschlossen haben, das Schlank-ohne-Diät-Programm durchzuführen und wiederholen Sie das Ausfüllen des Fragebogens nach einiger Zeit.

Tagesprotokolle

Diese dienen zur genauen Protokollierung Ihres Ernährungs- und Bewegungsverhaltens. Notieren Sie genau die Zeit sowie die Speisen und Getränke und ermitteln Sie auch die damit zugeführten Kalorien und/oder den Fettgehalt. Dazu empfehlen wir die beiden Kalorientabellen: Kalorien-Fibel 1 und 2. Unter „Anmerkungen" können Sie Ihre Stimmung, aber auch die jeweilige Situation (z. B. Geburtstagsessen usw.) dokumentieren. Bei der Bewegung notieren Sie genau Ihre Bewegungsart, den durchschnittlichen Puls, wie lange Sie sich bewegt haben und wie viel Energie Sie dadurch verbraucht haben. Diese Daten können Sie entweder von guten Trainingsgeräten oder vom Pulsmesser ablesen oder errechnen. Eine genaue Tabelle dazu gibt es im Schlank-ohne-Diät-Buch. Sie können dann sowohl Ihr Ernährungs- als auch Bewegungsverhalten einschätzen: Ging es Ihnen gut, neutral oder schlecht? Am Ende des Tages wird die Bewegungsenergie von der Nahrungsenergie abgezogen und so der Tagesenergiewert ermittelt. Diese Protokollkarten sollten in den ersten Wochen sehr genau geführt werden, können aber später durch die Wochenprotokolle ersetzt werden.

Ernährungstest

Dieser Test dient zur Überprüfung Ihres Ernährungsverhaltens. Er hilft Ihnen am Anfang, einen Überblick über Ihr Ernährungsverhalten zu bekommen.

Fitnesstest

Damit testen und bewerten Sie Ihre Aktivität und Fitness.

Wochenprotokoll

Hier werden die Nahrungsenergie und die zugeführte Fettmenge pro Tag notiert. Wie beim Tagesprotokoll soll aber auch genau notiert werden, welche Bewe-

gung wie lange mit welchem Puls durchgeführt wurde. Ihre Zufriedenheit können Sie täglich dokumentieren. Am Tagesende ermitteln Sie den Tagesenergiewert. Am Ende der Woche summieren Sie die Tageswerte zu Wochenwerten. Diese sind dann die Basis für Ihr künftiges Verhalten. Haben Sie Gewicht abgenommen, können Sie diese Wochenwerte als Orientierung für die nächste Woche heranziehen. Haben Sie Gewicht zugenommen oder ist dieses unverändert, sollten Sie entweder Ihre Energiezufuhr senken oder mehr Bewegung machen. Ideal ist die Kombination von beidem! Dokumentieren Sie am Anfang und am Ende der Woche auch Ihr Körpergewicht, Ihren Körperfettanteil und Ihren Bauchumfang. Am Ende der Woche beschreiben Sie noch Ihre Motivation, Ihre Zufriedenheit und Ihre Stimmung. Dazu kreuzen Sie einfach die Skala an den entsprechenden Barometern an.
Wenn Sie keine Tagesprotokolle mehr schreiben, verwenden Sie die doppelseitigen Wochenprotokolle, die Ihnen auch Raum für Notizen zu Speisen und Getränken geben.

Ernährungscheck

Dieser dient zur Überprüfung, ob Sie sich richtig ernähren. Die Checkliste gilt für eine Woche. Täglich wird abgehakt, was bereits gegessen oder getrunken wurde. Am Ende der Woche sollte kein Feld frei sein. Damit ist gewährleistet, dass man alle wichtigen Nährstoffe auch während der Gewichtsreduktion in ausreichender Menge aufnimmt. Der Ernährungscheck sollte etwa alle 4 Wochen durchgeführt werden.

Kalorienquiz

Schätzen Sie den Energiegehalt der abgebildeten Speisen und Getränke. Wählen Sie aus den drei angeführten Möglichkeiten diejenige aus, die Sie zutreffend finden. Die Auflösung gibt es auf der letzten Seite.

Fettquiz

Versuchen Sie den Fettgehalt der abgebildeten Speisen und Nahrungsmittel richtig einzuschätzen. Achtung: Viele Nahrungsmittel enthalten versteckte Fette! Die Lösung gibt es auf der letzten Seite.

Zuckerquiz

Schätzen Sie immer, wie viele Zuckerwürfel in der jeweiligen Speise oder dem Getränk enthalten sind. Ein Zuckerwürfel entspricht 4 Gramm Zucker. Die Auflösung gibt es auf der letzten Seite.

Bewegungsquiz

Schätzen Sie hier, wie lange Sie (wenn Sie ungefähr 80 kg wiegen) entweder gehen, putzen oder laufen müssen, um den Energiehalt verschiedener Speisen und Getränke zu verbrennen. Je höher das Körpergewicht, desto höher der Kalorienverbrauch. Die richtigen Antworten finden Sie auf der letzten Seite.

Rezepte

Anhand von zwei Rezepten können Sie sehen, wie durch kleine Veränderungen der Zutatenliste sehr viel an Kalorien, Fett und Zucker eingespart werden kann. Diese Beispiele sollen Ihnen helfen, auch Ihre Lieblingsrezepte „abzuspecken".

Austauschtabelle

Für fast alle Lebensmittel, Speisen und Getränke gibt es günstige energie-, fett-, und/oder zuckerfreie Alternativen. Hier können im Laufe des Programms alle persönlichen Alternativen notiert werden, damit man auch sieht, wie hoch die tatsächliche Einsparung ist.

schlank ohne Diät Ernährungs- und Bewegungsverhalten

Mit diesem Fragenbogen können Sie Ihr Ernährungs- und Bewegungsverhalten sehr genau analysieren und im Laufe Ihrer Gewichtsreduktion durch neuerliches Ausfüllen überprüfen, was sich verändert hat. Kreuzen Sie an, was für Sie am ehesten zutrifft.

Ich esse bzw. trinke:	**täglich**	**2-3x / Woche**	**1x / Woche**	**selten**	**nie**
Obst	❍	❍	❍	❍	❍
Gemüse	❍	❍	❍	❍	❍
Vollkornbrot	❍	❍	❍	❍	❍
Reis, Nudeln, ...	❍	❍	❍	❍	❍
Wurst	❍	❍	❍	❍	❍
Wurst, fettarm	❍	❍	❍	❍	❍
Huhn, Pute	❍	❍	❍	❍	❍
Kalb, Rind, Schwein	❍	❍	❍	❍	❍
Fisch	❍	❍	❍	❍	❍
Käse	❍	❍	❍	❍	❍
Käse, fettarm	❍	❍	❍	❍	❍
Milch, Jogurt, Topfen (Quark), fettarm	❍	❍	❍	❍	❍
Knabbergebäck, Chips, …	❍	❍	❍	❍	❍
Mehlspeisen, Torten, Kuchen, Schokolade, Pralinen, …	❍	❍	❍	❍	❍
Fruchtsaft	❍	❍	❍	❍	❍
Limonaden	❍	❍	❍	❍	❍
Mineralwasser, Wasser, Tee	❍	❍	❍	❍	❍
Kalorienreduzierte Lebensmittel	❍	❍	❍	❍	❍
Ich esse regelmäßig	❍	❍	❍	❍	❍
Ich esse häufig zwischendurch	❍	❍	❍	❍	❍
Ich esse beim Lesen, Fernsehen, Autofahren, Telefonieren usw.	❍	❍	❍	❍	❍
Ich esse heimlich bzw. wenn mich keiner beobachtet	❍	❍	❍	❍	❍
Ich esse, wenn ich Stress habe	❍	❍	❍	❍	❍
Ich esse aus Langeweile	❍	❍	❍	❍	❍
Ich esse noch weiter, auch wenn ich satt bin	❍	❍	❍	❍	❍

Ich esse bzw. trinke:	täglich	2-3x / Woche	1x / Woche	selten	nie
Ich esse, wenn ich plötzlich Heißhunger habe	❍	❍	❍	❍	❍
Ich esse, weil ich das Verlangen nach bestimmten Lebensmitteln habe	❍	❍	❍	❍	❍
Ich esse, wenn ich Essen rieche oder sehe	❍	❍	❍	❍	❍
Ich lasse mich oft von anderen zum Essen oder Trinken überreden	❍	❍	❍	❍	❍
Ich esse immer alles auf	❍	❍	❍	❍	❍
Ich esse sehr schnell	❍	❍	❍	❍	❍
Ich vermeide in Gesellschaft zu essen	❍	❍	❍	❍	❍
Wenn ich mit anderen esse, habe ich mich gut unter Kontrolle	❍	❍	❍	❍	❍
Ich esse immer, wenn ich nach Hause komme	❍	❍	❍	❍	❍
Ich esse oft im Stehen, Gehen oder direkt aus dem Kühlschrank	❍	❍	❍	❍	❍
Nach dem Essen habe ich ein schlechtes Gewissen	❍	❍	❍	❍	❍
Ich verzichte bewusst auf Lebensmittel, Speisen oder Getränke, die dick machen	❍	❍	❍	❍	❍
Bewegung					
Ich erledige Aufgaben des Alltags wie Einkaufen, Besorgungen, kleine Erledigungen zu Fuß oder mit dem Rad	❍	❍	❍	❍	❍
Ich bin bei Tätigkeiten im Haus körperlich aktiv (Hausputz)	❍	❍	❍	❍	❍
Ich bin bei Tätigkeiten im Garten körperlich aktiv (Rasenmähen, Gartenarbeit)	❍	❍	❍	❍	❍
Ich bin im Berufsleben körperlich aktiv (Fußwege zwischen Stockwerken, ...)	❍	❍	❍	❍	❍
Ich absolviere Wege in die Arbeit, in die Schule zu Fuß oder mit dem Rad	❍	❍	❍	❍	❍
Ich lege bewusst Pausen in der Arbeit für Bewegungskurzprogramme ein	❍	❍	❍	❍	❍
Sport					
Ich betreibe die Sportart ______________________________	❍	❍	❍	❍	❍
Ich betreibe die Sportart ______________________________	❍	❍	❍	❍	❍
Ich betreibe die Sportart ______________________________	❍	❍	❍	❍	❍
Ich betreibe noch weitere Sportarten ______________________	❍	❍	❍	❍	❍
Training					
Ich absolviere regelmäßig ein Ausdauertraining	❍	❍	❍	❍	❍
Ich absolviere regelmäßig ein Krafttraining	❍	❍	❍	❍	❍
Ich absolviere regelmäßig ein Beweglichkeitstraining	❍	❍	❍	❍	❍
Ich absolviere regelmäßig ein Koordinationstraining	❍	❍	❍	❍	❍

schlank ohne Diät Tages-Protokoll

Datum: 24.9.2014

Essen

Zeit	Speisen und Getränke	Fett in g	kcal	Anmerkung
7:30	Obstmüsli, Wasser, Kaffee			
10:30	Thunfischaufstrich, Thunfisch, Brot, Wasser			
	Kaffee			
15 30	Apfel			
18 00	[illegible], Sauce, Wasser			
21 00	Speck, Soletti, Snips, Kiwi			
Heute ging es mir:				

Bewegung

Körperliche Aktivität / Sportart / Training	Ø Puls	Dauer	kcal	Anmerkung
Einkaufen mit Kinder				
Spazieren				
Heute ging es mir:				

Nahrungsenergiewert	–	Bewegungsenergiewert	=	Tagesenergiewert

Tages-Protokoll

schlank ohne Diät

Datum: ______________

Essen

Zeit	Speisen und Getränke	Fett in g	kcal	Anmerkung
Heute ging es mir: ☺ 😐 ☹				

Bewegung

Körperliche Aktivität / Sportart / Training	Ø Puls	Dauer	kcal	Anmerkung
Heute ging es mir: ☺ 😐 ☹				

Nahrungsenergiewert	–	Bewegungsenergiewert	=	**Tagesenergiewert**

schlank ohne Diät

Tages-Protokoll

Datum: ____________

Essen

Zeit	Speisen und Getränke	Fett in g	kcal	Anmerkung
Heute ging es mir: ☺ 😐 ☹				

Bewegung

Körperliche Aktivität / Sportart / Training	Ø Puls	Dauer	kcal	Anmerkung
Heute ging es mir: ☺ 😐 ☹				

Nahrungsenergiewert	–	Bewegungsenergiewert	=	**Tagesenergiewert**

schlank ohne Diät

Tages-Protokoll

Datum: ____________

Zeit	Speisen und Getränke	Fett in g	kcal	Anmerkung
Heute ging es mir: ☺ 😐 ☹				

Essen

Körperliche Aktivität / Sportart / Training	Ø Puls	Dauer	kcal	Anmerkung
Heute ging es mir: ☺ 😐 ☹				

Bewegung

Nahrungsenergiewert	–	Bewegungsenergiewert	=	**Tagesenergiewert**

schlank ohne Diät Kalorien-Quiz

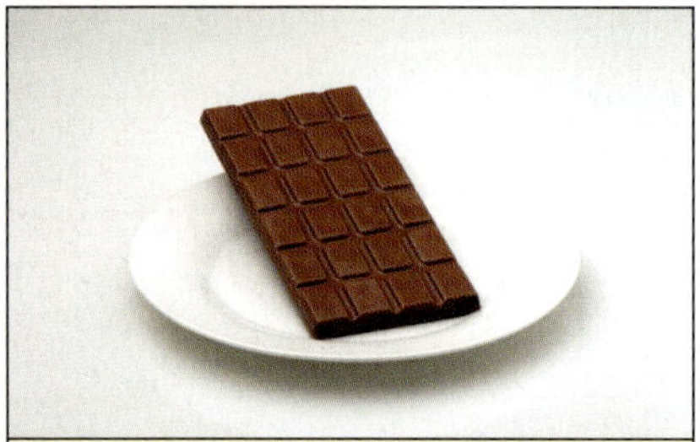

1 Tafel
Schokolade (100 g)

❍ 440 ❍ 540 ❍ 640

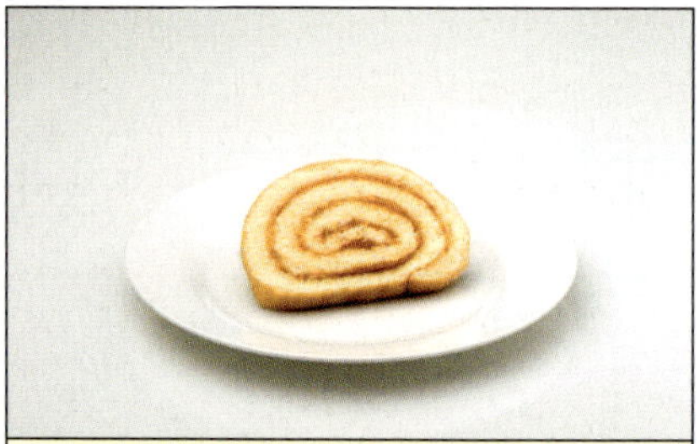

1 Stk. Biskuitroulade
+ Konfitüre (40 g)

❍ 100 ❍ 200 ❍ 300

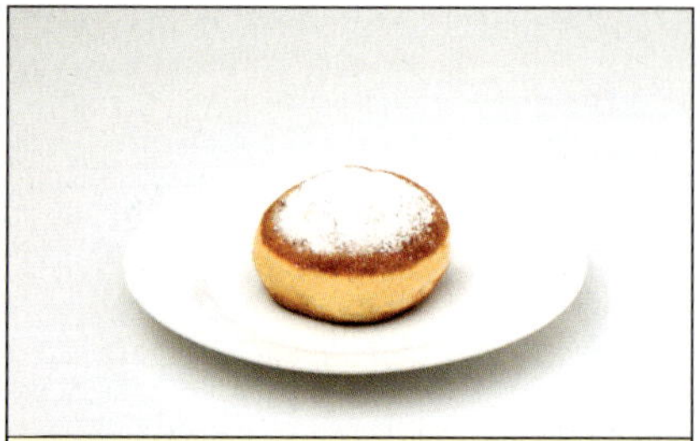

1 Krapfen (60 g)

❍ 140 ❍ 240 ❍ 340

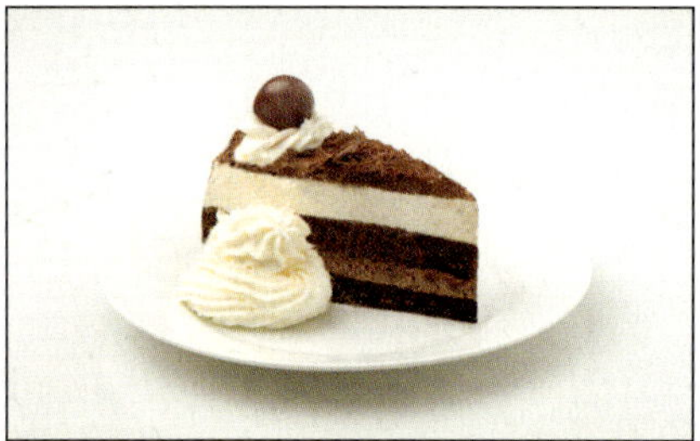

1 Stk. Schwarzwälder-Kirsch-Torte
(125 g) + Sahne (25 g)

❍ 340 ❍ 440 ❍ 540

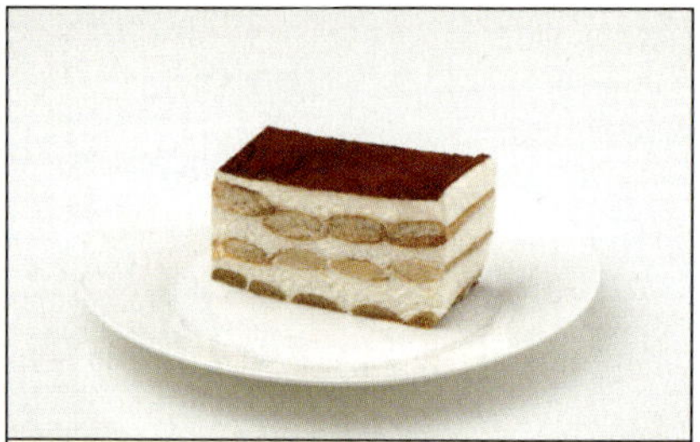

1 Portion Tiramisu
(250 g)

❍ 200 ❍ 400 ❍ 600

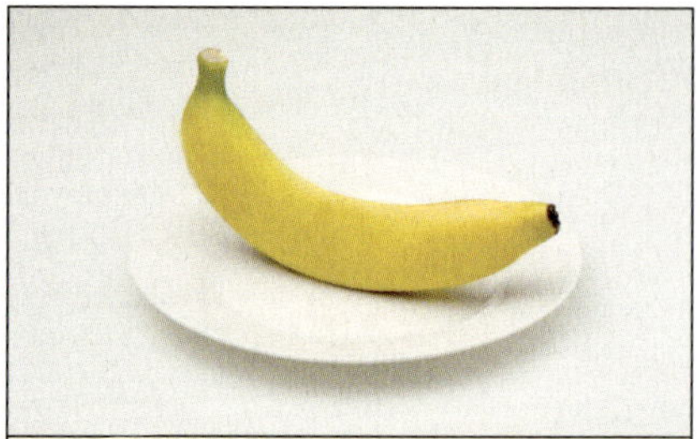

1 Banane (150 g)

❍ 50 ❍ 100 ❍ 150

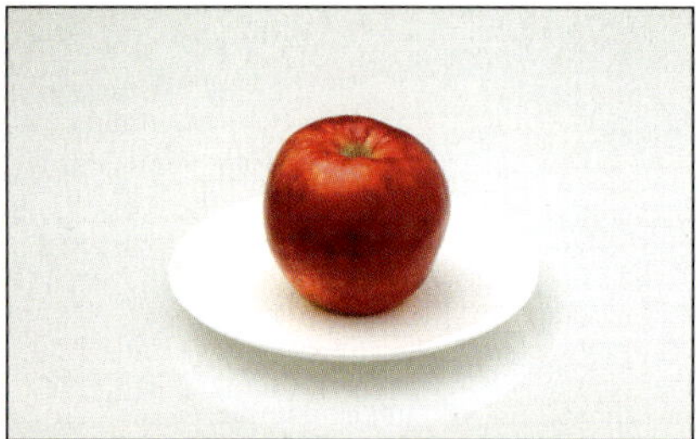

1 großer Apfel
(200 g)

❍ 50 ❍ 100 ❍ 200

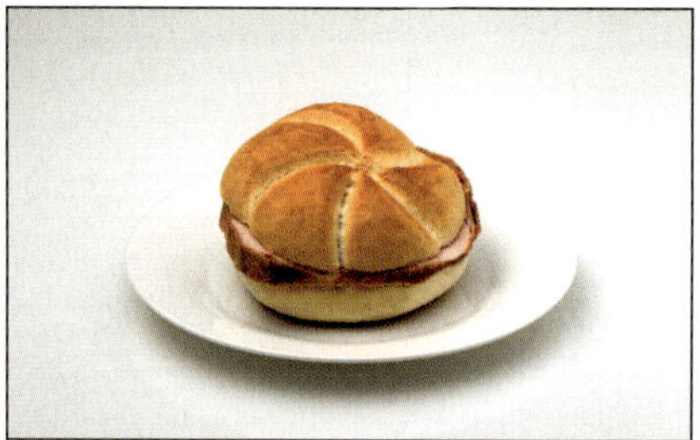

1 Leberkäse-
(Fleischkäse) Semmel

❍ 250 ❍ 350 ❍ 450

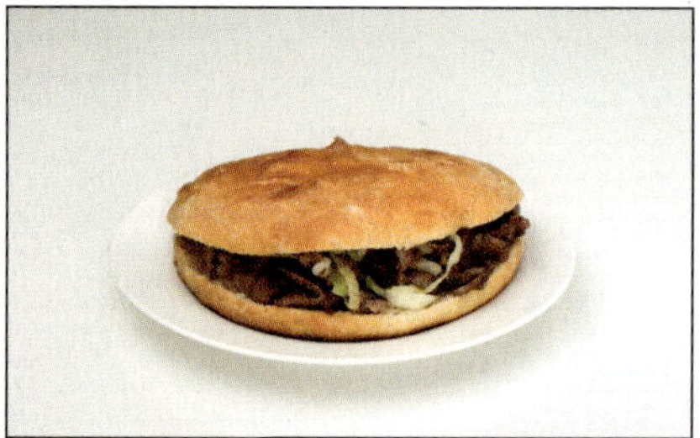

1 Döner Kebab

❍ 240 ❍ 440 ❍ 640

Schätzen Sie den **Energiegehalt in kcal** der abgebildeten Lebensmittel, Getränke und Speisen!

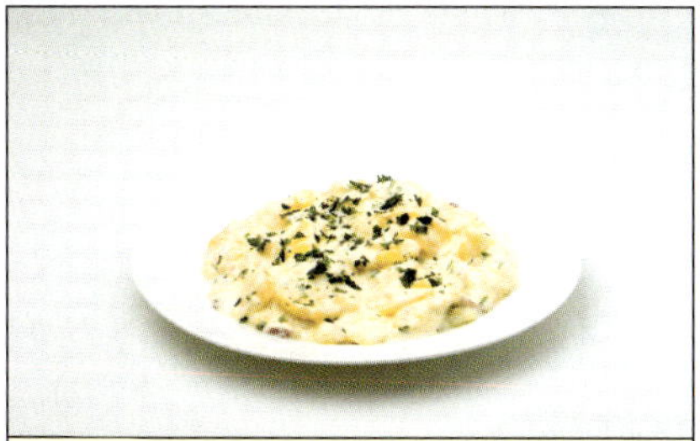

1 Portion Kartoffelsalat
+ Mayo (205 g)

❍ 200 ❍ 300 ❍ 400

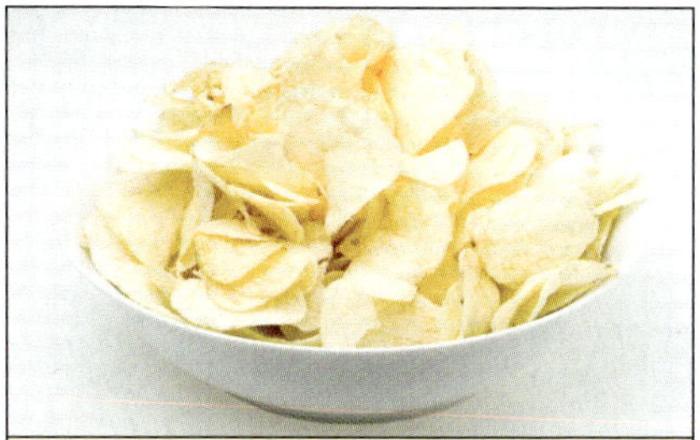

1 Packung Chips
(175 g)

❍ 650 ❍ 800 ❍ 970

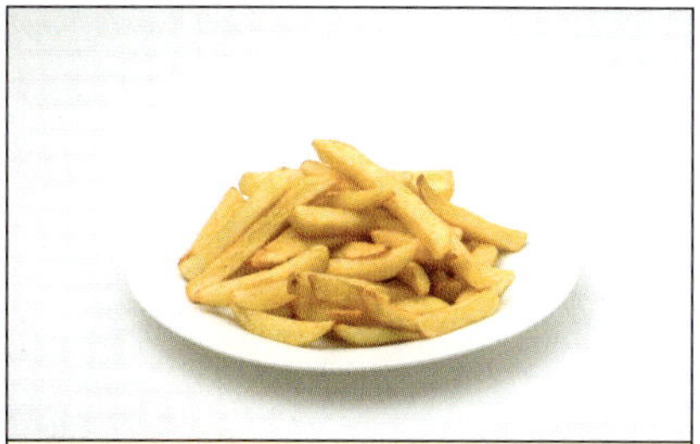

1 Portion
Pommes frites (170 g)

❍ 250 ❍ 350 ❍ 450

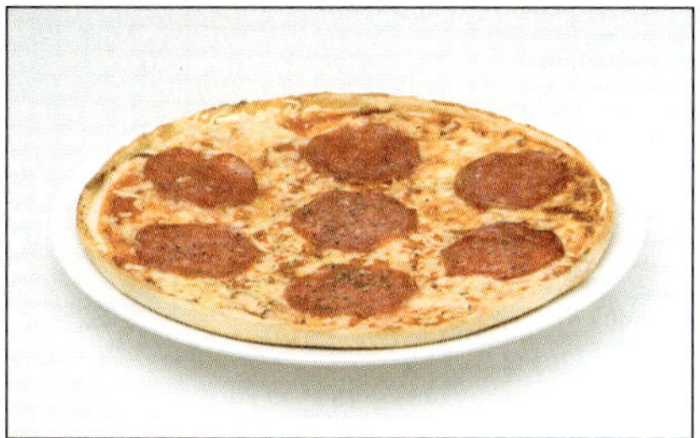

Salamipizza
(330 g)

❍ 640 ❍ 740 ❍ 840

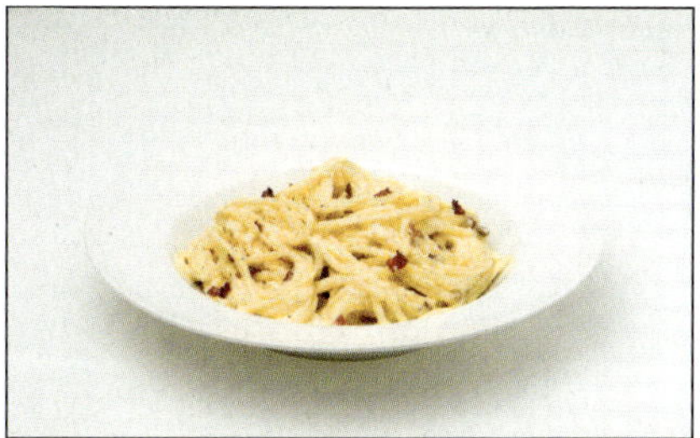

1 Portion Spagetti
Carbonara (215 g)

❍ 440 ❍ 550 ❍ 660

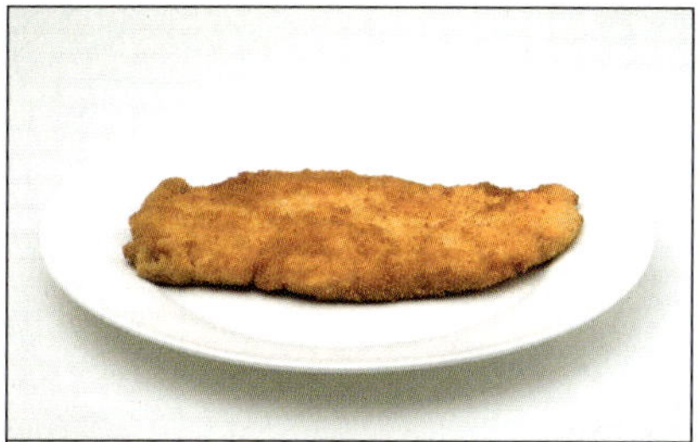

1 Portion Wiener Schnitzel
(185 g)

❍ 350 ❍ 450 ❍ 550

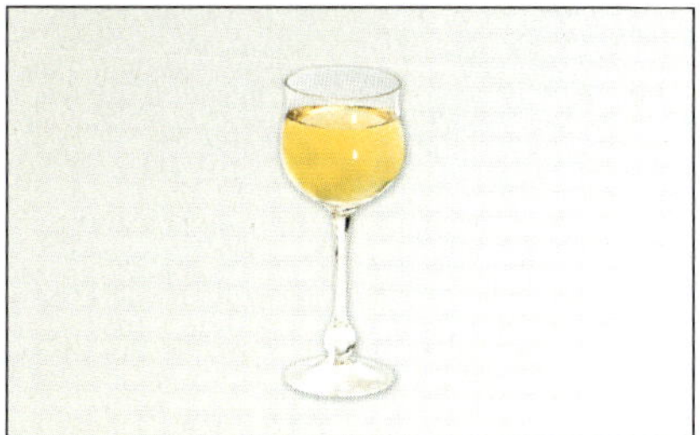

1/8 l Wein

❍ 50 ❍ 100 ❍ 200

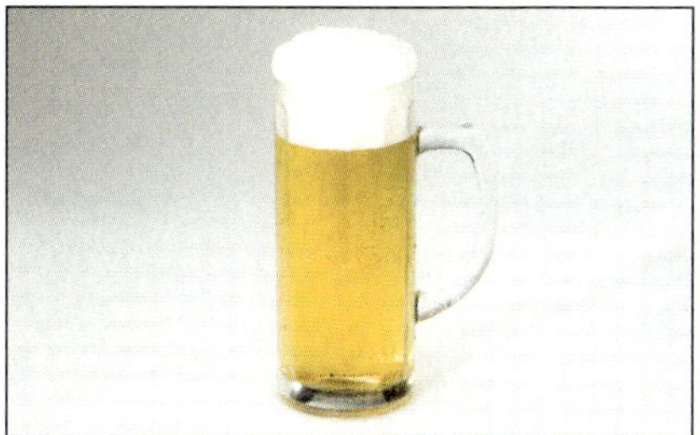

1/2 l Bier

❍ 100 ❍ 200 ❍ 300

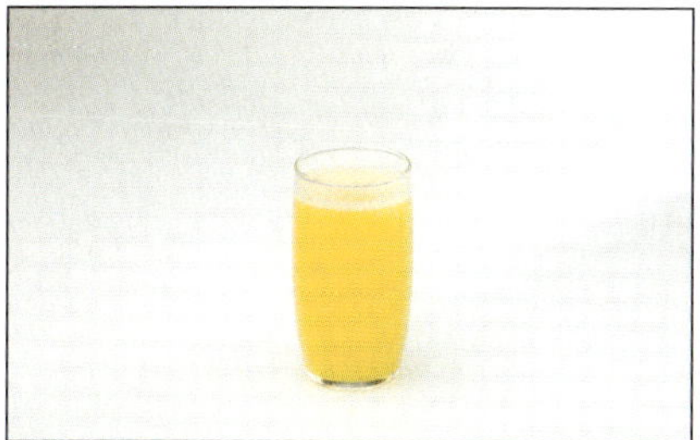

1/4 l Limo

❍ 50 ❍ 100 ❍ 150

Die Auflösung finden Sie auf Seite 120.

schlank ohne Diät

Tages-Protokoll

Datum: ______________________

Essen

Zeit	Speisen und Getränke	Fett in g	kcal	Anmerkung
Heute ging es mir:				

Bewegung

Körperliche Aktivität / Sportart / Training	Ø Puls	Dauer	kcal	Anmerkung
Heute ging es mir:				

Nahrungsenergiewert	–	Bewegungsenergiewert	=	**Tagesenergiewert**

schlank ohne Diät

Tages-Protokoll

Datum: ____________________

Zeit	Speisen und Getränke	Fett in g	kcal	Anmerkung
Heute ging es mir: ☺ 😐 ☹				

Essen

Körperliche Aktivität / Sportart / Training	Ø Puls	Dauer	kcal	Anmerkung
Heute ging es mir: ☺ 😐 ☹				

Bewegung

Nahrungsenergiewert	–	Bewegungsenergiewert	=	**Tagesenergiewert**

Tages-Protokoll

Datum: ____________

Essen

Zeit	Speisen und Getränke	Fett in g	kcal	Anmerkung
Heute ging es mir: ☺ 😐 ☹				

Bewegung

Körperliche Aktivität / Sportart / Training	Ø Puls	Dauer	kcal	Anmerkung
Heute ging es mir: ☺ 😐 ☹				

Nahrungsenergiewert	–	Bewegungsenergiewert	=	**Tagesenergiewert**

schlank ohne Diät Wochen-Protokoll

Woche: ____________

	Nahrungs-energiewert	Fett in g		Bewegungsart	Ø Puls	Dauer	Bewegungs-energiewert		Tages-energiewert
1. Tag									
2. Tag									
3. Tag									
4. Tag									
5. Tag									
6. Tag									
7. Tag									
Summe									

Wochenanfang		
Körper-gewicht	Körper-fett	Bauch-umfang

Wochenende		
Körper-gewicht	Körper-fett	Bauch-umfang

Differenz		
Körper-gewicht	Körper-fett	Bauch-umfang

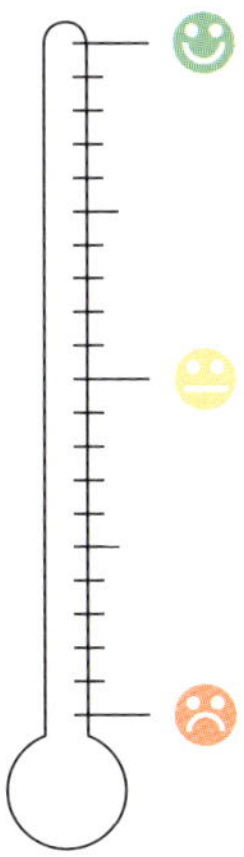

Motivations-Barometer

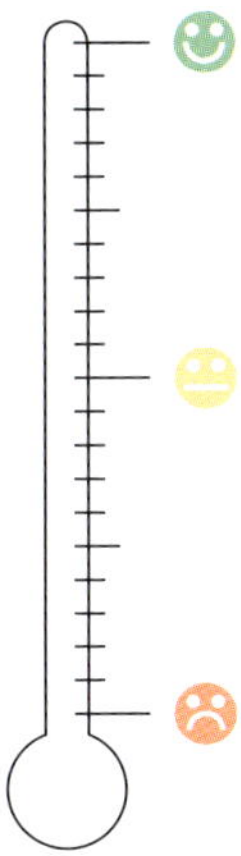

Zufriedenheits-Barometer

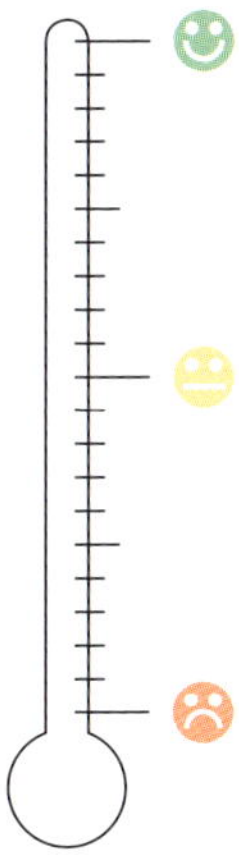

Stimmungs-Barometer

Fitness-Bilanz

1. Schritt der Fitness-Bilanz:

Aktivitäten-Abschätzung

Wenn Sie Ihre körperliche Aktivität mit der Gleichaltriger vergleichen, wie würden Sie das Maß im Durchschnitt beurteilen?

- ❍ körperlich sehr wenig aktiv
- ❍ körperlich wenig aktiv
- ❍ mittleres Maß an körperlicher Aktivität
- ❍ körperlich hoch aktiv
- ❍ körperlich sehr hoch aktiv

2. Schritt der Fitness-Bilanz:

Aktivitäten-Erhebung

Beantworten Sie die Fragen der folgenden Abschnitte. Schätzen Sie Zeitumfänge, Einheitenanzahlen und Fähigkeiten ab. Feilschen Sie nicht um Nuancen, es geht um eine Orientierung und um eine grobe Einordnung.

Fragebogen zur Erhebung der Aktivitäten für Ihre Fitness

1. Wie würden Sie Ihre Arbeit beschreiben?

- ❍ vorwiegend sitzend .... 0 Punkte
- ❍ leichte körperliche Aktivitäten .... 5 Punkte
- ❍ mittlere körperliche Aktivitäten .... 10 Punkte
- ❍ schwere körperliche Aktivitäten .... 15 Punkte

Punkte: ☐

2. Wie bewältigen Sie Ihren Weg zur Arbeit? (Mehrfachangaben möglich)

- ❍ mit dem Auto .... 0 Punkte
- ❍ und/oder mit öffentlichen Verkehrsmitteln .... 3 Punkte
- ❍ und/oder zu Fuß .... 6 Punkte
- ❍ und/oder mit dem Rad .... 9 Punkte

Punkte: ☐

3. Körperliche Aktivitäten im Alltag ohne Sport

- ❍ vorwiegend sitzend .... 0 Punkte
- ❍ leichte körperliche Aktivitäten (z.B.: Einkaufen, Kochen, ...) .. 5 Punkte
- ❍ mittlere körperliche Aktivitäten (z.B.: Aufräumen, ...) .... 10 Punkte
- ❍ schwere körperliche Aktivitäten (z.B.: Treppensteigen, ...) ...... 15 Punkte

Punkte: ☐

4. Nutzen Sie „Bewegungschancen" im Alltag wie z. B. Stiegensteigen statt Aufzug- oder Rolltreppenfahren, Einkaufen mit dem Rad oder zu Fuß anstatt mit dem Auto, Besprechungen im Spazierengehen anstatt im Sitzen, Dehnen während des Telefonierens, Kräftigen während des Wartens auf Termine, Balancieren auf Gehsteigkanten, kleine Spiele mit Kindern, Gehen des letzten Straßenbahnabschnittes, ...

- ❍ nie .... 0 Punkte
- ❍ sehr wenig (1 – 3 Bewegungschancen pro Tag) .... 5 Punkte
- ❍ wenig (4 – 6 Bewegungschancen pro Tag) .... 10 Punkte
- ❍ viele (7 – 9 Bewegungschancen pro Tag) .... 15 Punkte
- ❍ sehr viele (10 und mehr Bewegungschancen pro Tag) .... 20 Punkte

Punkte: ☐

5. Mit welchem **Belastungsumfang** betreiben Sie in einer typischen Woche eine fitness-orientierte **Individualsportart** wie z. B. Walking, Jogging, Straßenradfahren, Mountainbiken, Schwimmen, Inlineskaten u. Ä.

- ❍ nie .... 0 Punkte
- ❍ 0 bis 1 Stunde .... 5 Punkte
- ❍ 1 bis 2 Stunden .... 10 Punkte
- ❍ 2 bis 3 Stunden .... 15 Punkte
- ❍ 3 und mehr Stunden .... 20 Punkte

Punkte: ☐

6. Mit welchem **Belastungsumfang** betreiben Sie in einer typischen Woche eine fitnessorientierte **Spielsportart** wie z. B. Tennis, Badminton, Squash, Fußball, Basketball, Handball, Volleyball, Wasserball, Ultimate-Freesbee u. Ä.

- ❍ nie .... 0 Punkte
- ❍ 0 bis 1 Stunde .... 5 Punkte
- ❍ 1 bis 2 Stunden .... 10 Punkte
- ❍ 2 bis 3 Stunden .... 15 Punkte
- ❍ 3 und mehr Stunden .... 20 Punkte

Punkte: ☐

7. Mit welchem **Belastungsumfang** betreiben Sie in einer typischen Woche eine fitnessorientierte **Trainingsform** wie z. B. Krafttraining mit und ohne Geräte, Stretching, Aerobic in allen Varianten u. Ä.

- ❍ nie .... 0 Punkte
- ❍ 0 bis 1 Stunde .... 5 Punkte
- ❍ 1 bis 2 Stunden .... 10 Punkte
- ❍ 2 bis 3 Stunden .... 15 Punkte
- ❍ 3 und mehr Stunden .... 20 Punkte

Punkte: ☐

8. Wie steht es mit Ihrem Körpergewicht und mit Ihrer Körperkomposition? Berechnen Sie Ihren Body-Mass-Index (BMI) und geben Sie sich die entsprechenden Punkte. Body-Mass-Index (BMI) = Körpergewicht (kg) : (Körpergröße (m))^2.
Beispiel für einen 70 kg schweren und 175 cm großen Mann: BMI = 70 : 1,75^2 = 70 : 3,0625 = 22,86

	Frauen	**Männer**	
❍	unter 18	unter 18	0 Punkte
❍	18 – 20	18 – 22	10 Punkte
❍	20 – 23	22 – 24	20 Punkte
❍	23 – 30	24 – 30	10 Punkte
❍	über 30	über 30	0 Punkte

Punkte: ☐

Summe: ☐

Auswertung des Aktivitäten-Fragebogens		
Punkte	Aktivität	Fitness
Bis 25 Punkte	Sehr wenig aktiv	Mangelhaft
26 bis 50 Punkte	Wenig aktiv	Genügend
51 bis 75 Punkte	Mittelaktiv	Zufriedenstellend
76 bis 100 Punkte	Hoch aktiv	Gut
Über 100 Punkte	Sehr hoch aktiv	Sehr gut

schlank ohne Diät

Tages-Protokoll

Datum: ____________________

Essen

Zeit	Speisen und Getränke	Fett in g	kcal	Anmerkung
Heute ging es mir:				

Bewegung

Körperliche Aktivität / Sportart / Training	Ø Puls	Dauer	kcal	Anmerkung
Heute ging es mir:				

Nahrungsenergiewert		Bewegungsenergiewert		**Tagesenergiewert**
	–		=	

schlank ohne Diät

Tages-Protokoll

Datum: ______________________

Essen

Zeit	Speisen und Getränke	Fett in g	kcal	Anmerkung
Heute ging es mir: ☺ 😐 ☹				

Bewegung

Körperliche Aktivität / Sportart / Training	Ø Puls	Dauer	kcal	Anmerkung
Heute ging es mir: ☺ 😐 ☹				

Nahrungsenergiewert		Bewegungsenergiewert		**Tagesenergiewert**
	–		=	

schlank ohne Diät

Tages-Protokoll

Datum: ____________________

Essen

Zeit	Speisen und Getränke	Fett in g	kcal	Anmerkung
Heute ging es mir:				

Bewegung

Körperliche Aktivität / Sportart / Training	Ø Puls	Dauer	kcal	Anmerkung
Heute ging es mir:				

Nahrungsenergiewert		Bewegungsenergiewert		**Tagesenergiewert**
	–		=	

schlank ohne Diät

Tages-Protokoll

Datum: ____________________

Zeit	Speisen und Getränke	Fett in g	kcal	Anmerkung	Essen
Heute ging es mir: ☺ 😐 ☹					

Körperliche Aktivität / Sportart / Training	Ø Puls	Dauer	kcal	Anmerkung	Bewegung
Heute ging es mir: ☺ 😐 ☹					

Nahrungsenergiewert	–	Bewegungsenergiewert	=	**Tagesenergiewert**

Fett-Quiz

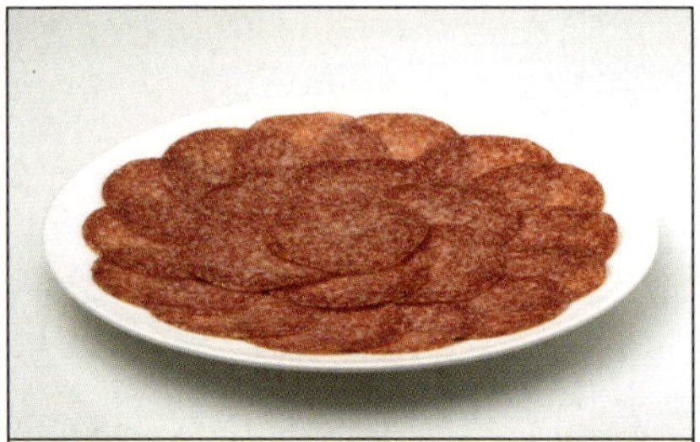

100 g
Salami

❍ 33 ❍ 44 ❍ 55

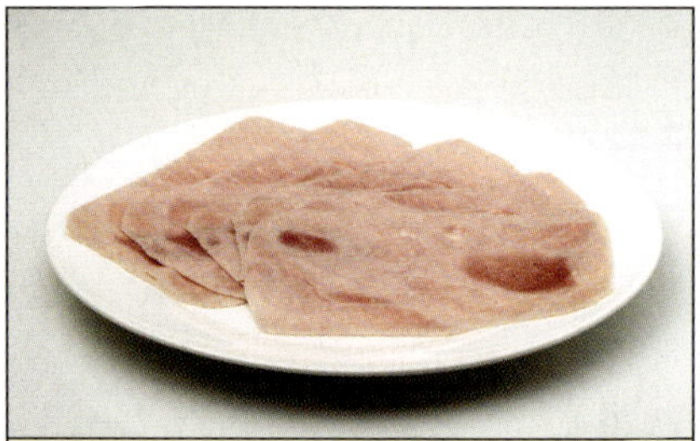

100 g
Schinken gekocht

❍ 4 ❍ 9 ❍ 12

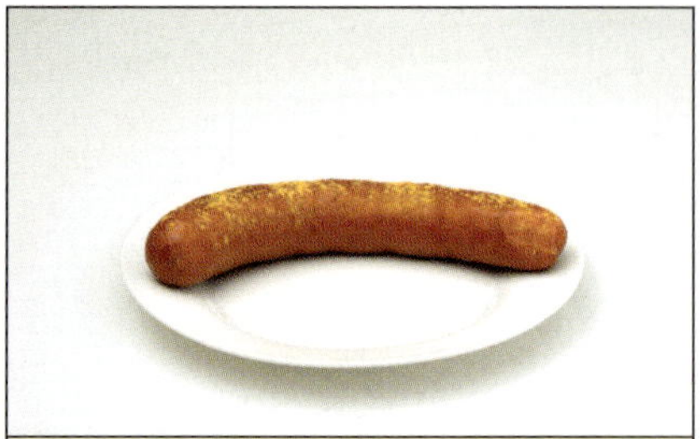

1 Currywurst
(140 g)

❍ 20 ❍ 30 ❍ 40

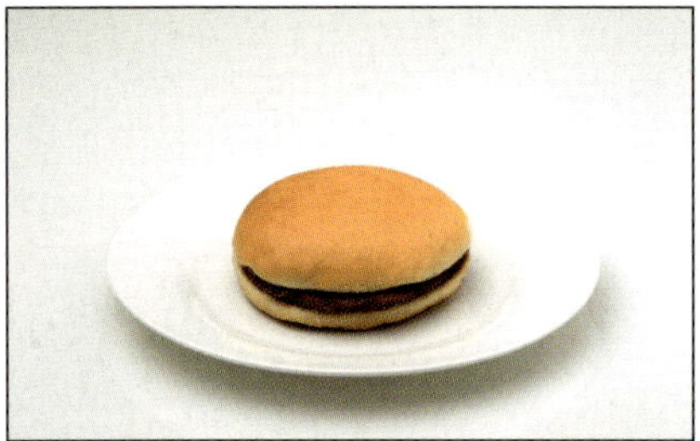

1 Hamburger

❍ 10 ❍ 20 ❍ 30

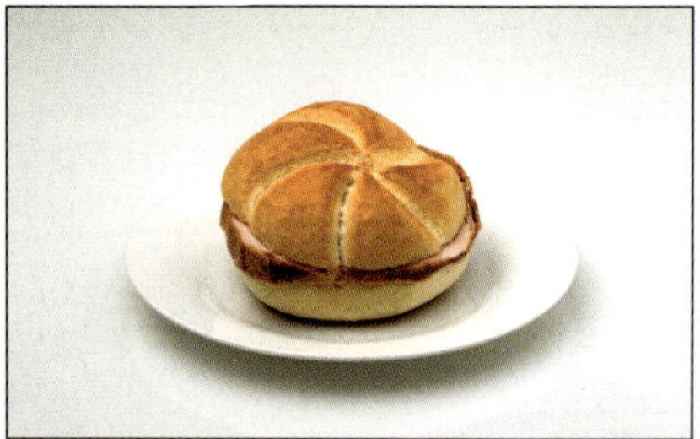

1 Leberkäse- (Fleischkäse)
Semmel

❍ 17 ❍ 27 ❍ 37

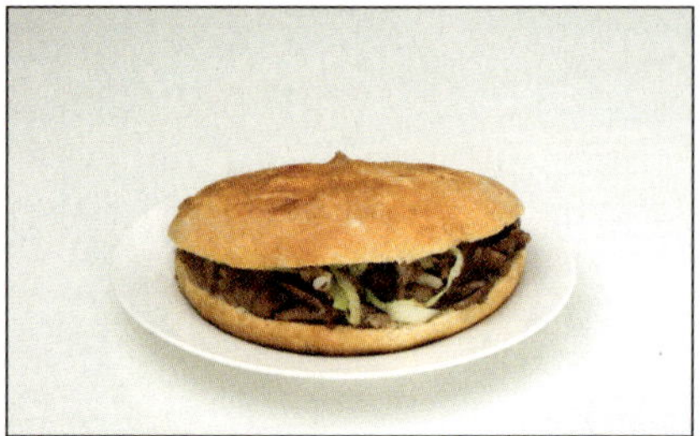

1 Döner Kebab

❍ 17 ❍ 27 ❍ 37

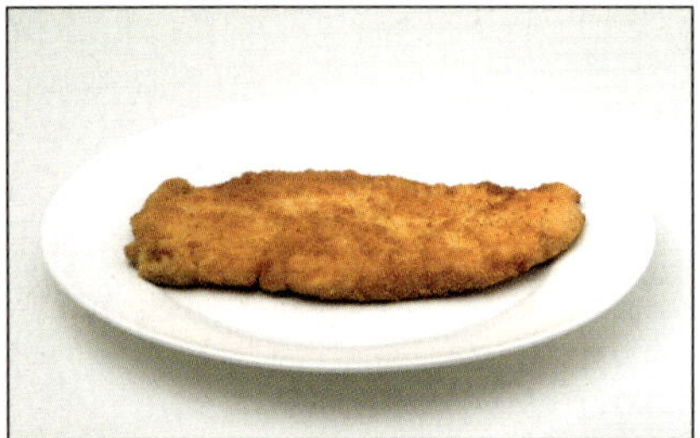

1 Portion
Wiener Schnitzel

❍ 15 ❍ 25 ❍ 35

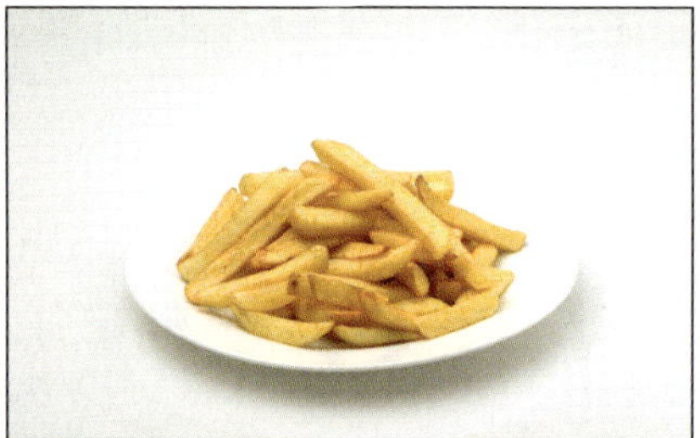

1 Portion Pommes frites
(120 g)

❍ 5 ❍ 15 ❍ 25

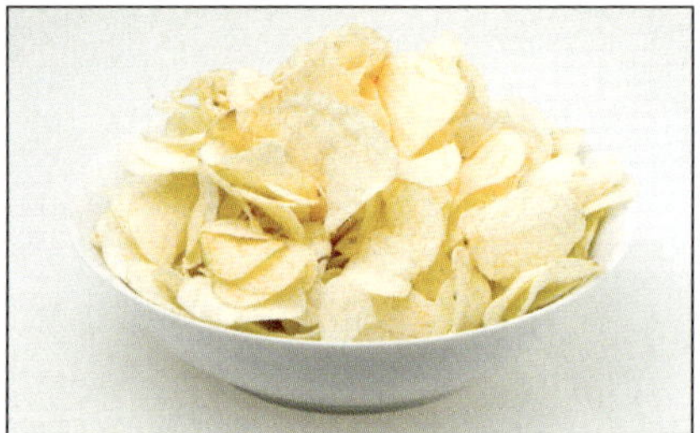

1 Pkg. Kartoffelchips
(175 g)

❍ 20 ❍ 40 ❍ 60

Schätzen Sie den **Fettgehalt in g** der abgebildeten Lebensmittel, Getränke und Speisen!

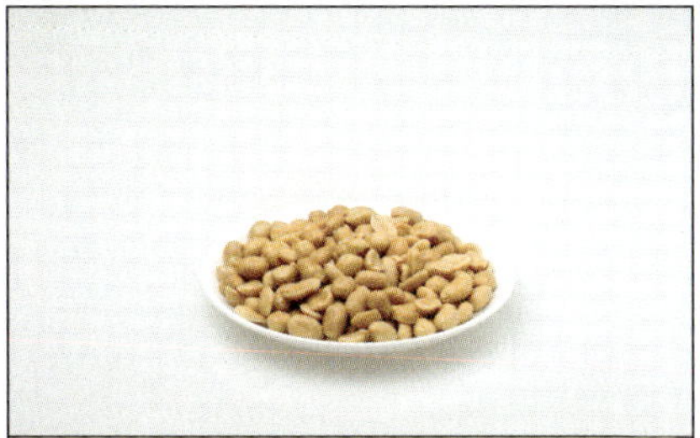

100 g
Erdnüsse geröstet

❍ 30 ❍ 40 ❍ 50

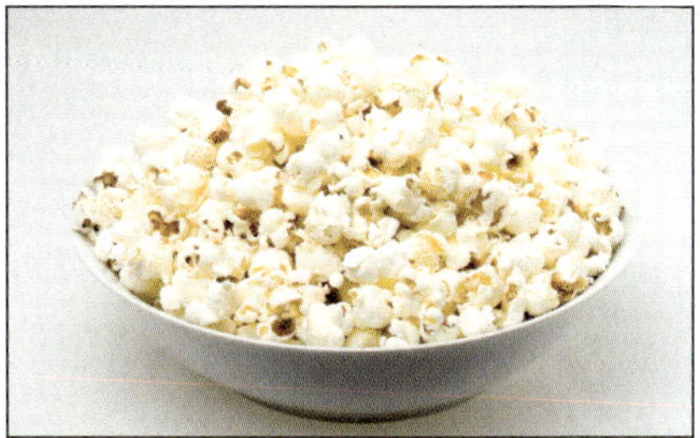

1 Pkg.
Popcorn (90 g)

❍ 20 ❍ 30 ❍ 40

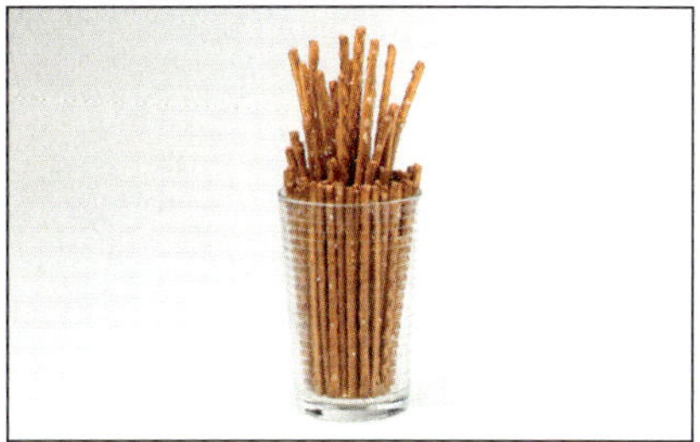

1 Pkg.
Salzstangerl (80 g)

❍ 3 ❍ 13 ❍ 23

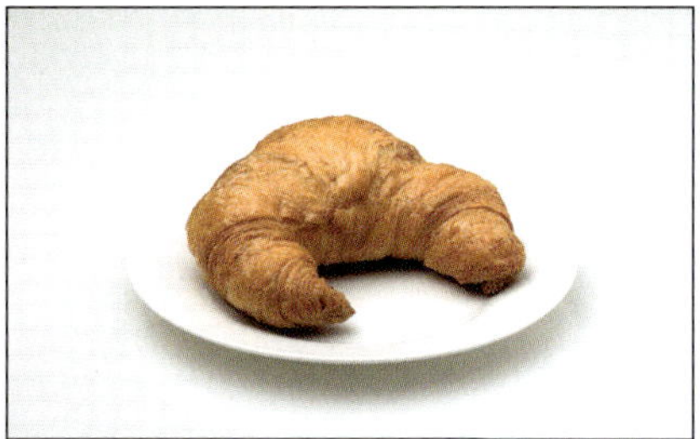

1 Croissant
(100 g)

❍ 15 ❍ 25 ❍ 35

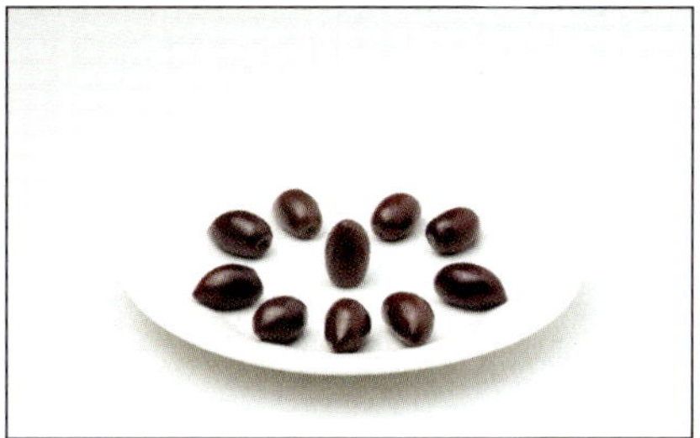

10 Stk.
schwarze Oliven

❍ 4 ❍ 14 ❍ 24

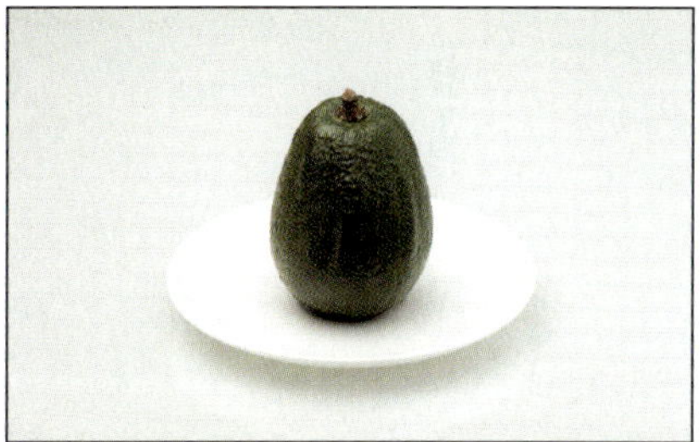

1 Stk.
Avocado

❍ 13 ❍ 33 ❍ 53

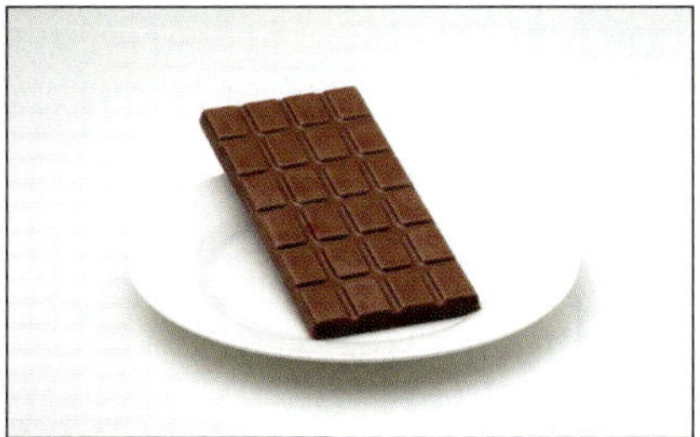

1 Tafel Schokolade
(100 g)

❍ 22 ❍ 32 ❍ 42

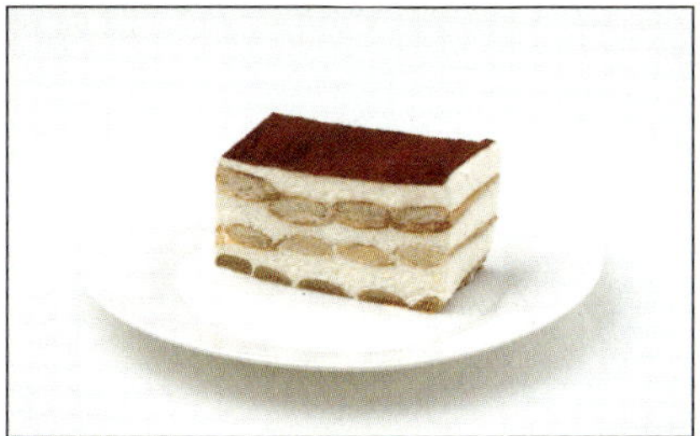

1 Portion Tiramisu
(250 g)

❍ 6 ❍ 16 ❍ 36

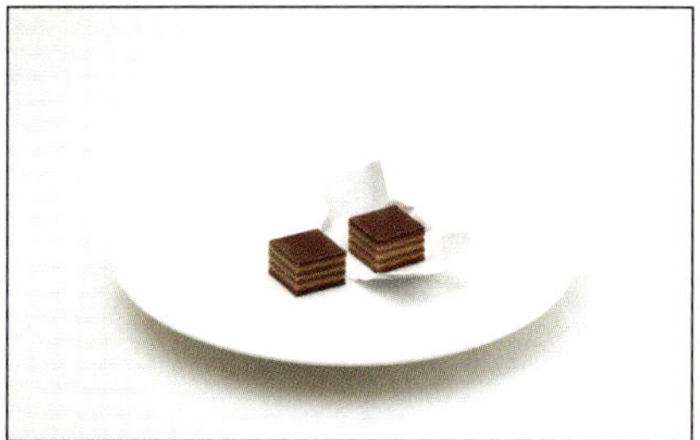

25 g
Nougat

❍ 5 ❍ 15 ❍ 25

Die Auflösung finden Sie auf Seite 120.

schlank ohne Diät Tages-Protokoll

Datum: ____________________

Essen

Zeit	Speisen und Getränke	Fett in g	kcal	Anmerkung
Heute ging es mir: ☺ 😐 ☹				

Bewegung

Körperliche Aktivität / Sportart / Training	Ø Puls	Dauer	kcal	Anmerkung
Heute ging es mir: ☺ 😐 ☹				

Nahrungsenergiewert	–	Bewegungsenergiewert	=	**Tagesenergiewert**

schlank ohne Diät

Tages-Protokoll

Datum: ____________________

Essen

Zeit	Speisen und Getränke	Fett in g	kcal	Anmerkung
Heute ging es mir:				

Bewegung

Körperliche Aktivität / Sportart / Training	Ø Puls	Dauer	kcal	Anmerkung
Heute ging es mir:				

Nahrungsenergiewert	–	Bewegungsenergiewert	=	**Tagesenergiewert**

schlank ohne Diät

Tages-Protokoll

Datum: ____________________

Essen

Zeit	Speisen und Getränke	Fett in g	kcal	Anmerkung
Heute ging es mir: ☺ 😐 ☹				

Bewegung

Körperliche Aktivität / Sportart / Training	Ø Puls	Dauer	kcal	Anmerkung
Heute ging es mir: ☺ 😐 ☹				

Nahrungsenergiewert	–	Bewegungsenergiewert	=	**Tagesenergiewert**

schlank ohne Diät

Wochen-Protokoll

Woche: ____________________

	Nahrungs-energiewert	Fett in g		Bewegungsart	Ø Puls	Dauer	Bewegungs-energiewert		Tages-energiewert
1. Tag									
2. Tag									
3. Tag									
4. Tag									
5. Tag									
6. Tag									
7. Tag									
Summe									

Wochenanfang		
Körper-gewicht	Körper-fett	Bauch-umfang

Wochenende		
Körper-gewicht	Körper-fett	Bauch-umfang

Differenz		
Körper-gewicht	Körper-fett	Bauch-umfang

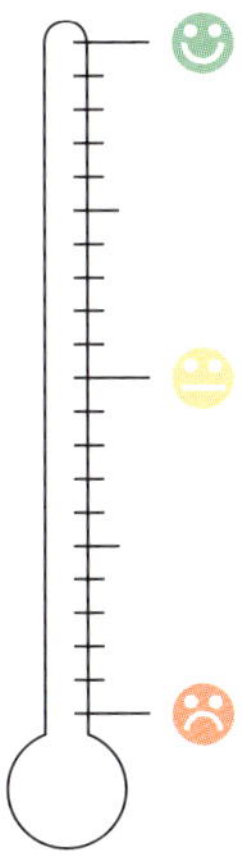

Motivations-Barometer

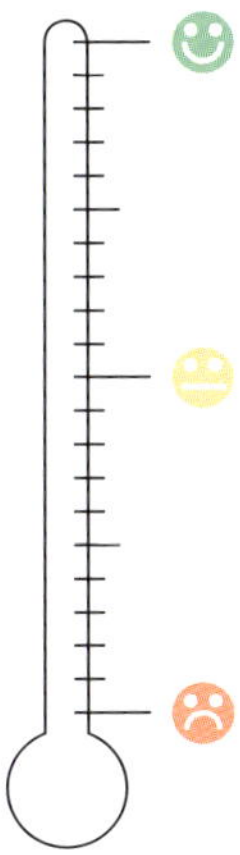

Zufriedenheits-Barometer

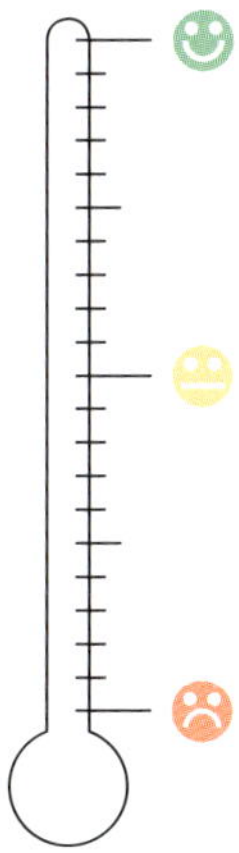

Stimmungs-Barometer

Austauschtabelle

Zu fast allen energie-, fett- und zuckerreichen Lebensmitteln gibt es Alternativen.
Notieren Sie hier im Laufe des Schlank-ohne-Diät-Programms Ihre persönlichen Alternativen.

			Alternative			Einsparung	
	kcal	Fett		kcal	Fett	kcal	Fett
Salami 100 g	479	44 g	Putenbrust natur 100 g	110	2 g	369	42 g
Trinkmilch, 3,5 %, ¼ l	160	9 g	Leichtmilch, 1 %, ¼ l	105	2,5 g	55	6,5 g

			Alternative			Einsparung	
	kcal	Fett		kcal	Fett	kcal	Fett

schlank ohne Diät

Ernährungs-Check

Der Ernährungs-Check dient zur Überprüfung, ob Sie sich richtig ernähren. Die Checkliste gilt für eine Woche. Spezielle Diätvorschriften müssen individuell berücksichtigt werden. Haken Sie täglich ab, was Sie bereits gegessen haben, am Ende der Woche sollte in den grünen Feldern kein Kreis frei sein. Ein Kreis entspricht einer Portion.

Lebensmittelgruppe	1 Portion entspricht	Portionen						
		1. Tag	2. Tag	3. Tag	4. Tag	5. Tag	6. Tag	7. Tag
Flüssigkeit	1/4 Liter vorzugsweise Wasser, Mineralwasser, ungesüßter Tee	❍❍ ❍❍ ❍❍ ❍❍	❍❍ ❍❍ ❍❍ ❍❍	❍❍ ❍❍ ❍❍ ❍❍	❍❍ ❍❍ ❍❍ ❍❍	❍❍ ❍❍ ❍❍ ❍❍	❍❍ ❍❍ ❍❍ ❍❍	❍❍ ❍❍ ❍❍ ❍❍
Getreide und Getreideprodukte	30 g Brot (Vollkorn) 30 g Getreideflocken 125 g Nudeln, Reis, diverses Getreide (gekocht)	❍ ❍ ❍ ❍ ❍	❍ ❍ ❍ ❍ ❍	❍ ❍ ❍ ❍ ❍	❍ ❍ ❍ ❍ ❍	❍ ❍ ❍ ❍ ❍	❍ ❍ ❍ ❍ ❍	❍ ❍ ❍ ❍ ❍
Gemüse und Obst	<u>Gemüse:</u> 125 g rohes oder gekochtes Gemüse <u>Obst:</u> z. B. 1 mittelgroßer Apfel, 125 g Erdbeeren	❍ ❍ ❍ ❍ ❍	❍ ❍ ❍ ❍ ❍	❍ ❍ ❍ ❍ ❍	❍ ❍ ❍ ❍ ❍	❍ ❍ ❍ ❍ ❍	❍ ❍ ❍ ❍ ❍	❍ ❍ ❍ ❍ ❍
Milch und Milchprodukte (fettarm)	50 g Käse 100 g Topfen/Quark 1/4 l Milch oder Milchprodukte	❍ ❍	❍ ❍	❍ ❍	❍ ❍	❍ ❍	❍ ❍	❍ ❍
Nüsse, Samen, pflanzliche Öle	10 g	❍	❍	❍	❍	❍	❍	❍
Hülsenfrüchte und Soja	125 g gekochte Hülsenfrüchte, 100 g Tofu oder 1/4 l Sojamilch	❍ ❍ ❍ ❍						
Fleisch und Wurstwaren	100 g Fleisch (mager) oder Geflügel (ohne Haut) oder Wurst	maximal ❍ ❍ ❍						
Ei	1 Stück	maximal ❍ ❍ ❍						
Fisch	100 g	mindestens ❍ ❍						

Meine wichtigsten Schlank-ohne-Diät-Tipps

1		9	
2		10	
3		11	
4		12	
5		13	
6		14	
7		15	
8		16	

schlank ohne Diät Tages-Protokoll

Datum: ____________________

Essen	Zeit	Speisen und Getränke	Fett in g	kcal	Anmerkung
	Heute ging es mir: ☺ 😐 ☹				

Bewegung	Körperliche Aktivität / Sportart / Training	Ø Puls	Dauer	kcal	Anmerkung
	Heute ging es mir: ☺ 😐 ☹				

Nahrungsenergiewert	–	Bewegungsenergiewert	=	**Tagesenergiewert**

schlank ohne Diät Tages-Protokoll

Datum: ______________

Zeit	Speisen und Getränke	Fett in g	kcal	Anmerkung
Heute ging es mir: ☺ 😐 ☹				

Essen

Körperliche Aktivität / Sportart / Training	Ø Puls	Dauer	kcal	Anmerkung
Heute ging es mir: ☺ 😐 ☹				

Bewegung

Nahrungsenergiewert	–	Bewegungsenergiewert	=	**Tagesenergiewert**

Tages-Protokoll

Datum: ____________________

Essen

Zeit	Speisen und Getränke	Fett in g	kcal	Anmerkung
Heute ging es mir: ☺ 😐 ☹				

Bewegung

Körperliche Aktivität / Sportart / Training	Ø Puls	Dauer	kcal	Anmerkung
Heute ging es mir: ☺ 😐 ☹				

Nahrungsenergiewert		Bewegungsenergiewert		**Tagesenergiewert**
	–		=	

Tages-Protokoll

Datum: ______________

Zeit	Speisen und Getränke	Fett in g	kcal	Anmerkung
Heute ging es mir: ☺ 😐 ☹				

Essen

Körperliche Aktivität / Sportart / Training	Ø Puls	Dauer	kcal	Anmerkung
Heute ging es mir: ☺ 😐 ☹				

Bewegung

Nahrungsenergiewert	–	Bewegungsenergiewert	=	**Tagesenergiewert**

Bewegungs-Quiz

	Putzen	Gehen (5 km/h)	Laufen (8 km/h)
1 Wiener Schnitzel 450 kcal 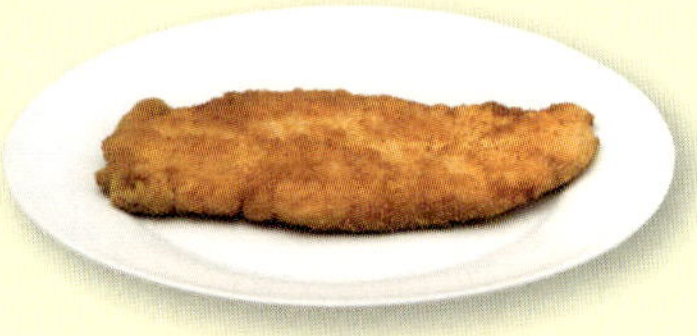	❍ 50 Minuten ❍ 1 1/2 Stunden ❍ 2 1/2 Stunden ❍ 3 Stunden	❍ 50 Minuten ❍ 1 1/2 Stunden ❍ 2 1/2 Stunden ❍ 3 Stunden	❍ 50 Minuten ❍ 1 1/2 Stunden ❍ 2 1/2 Stunden ❍ 3 Stunden
1 Salamipizza (330 g) 740 kcal 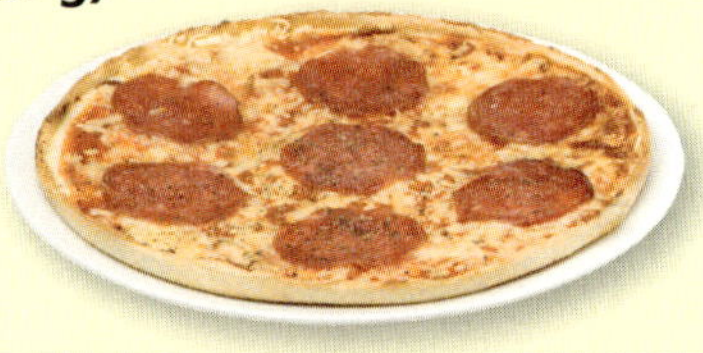	❍ 1 1/2 Stunden ❍ 2 Stunden ❍ 3 Stunden ❍ 4 Stunden	❍ 1 1/2 Stunden ❍ 2 Stunden ❍ 3 Stunden ❍ 4 Stunden	❍ 1 1/2 Stunden ❍ 2 Stunden ❍ 3 Stunden ❍ 4 Stunden
1 Leberkäse-Semmel 450 kcal 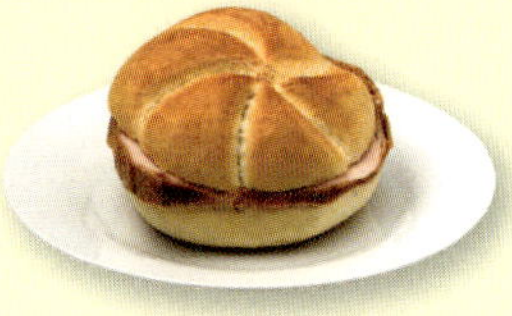	❍ 50 Minuten ❍ 1 1/2 Stunden ❍ 2 1/2 Stunden ❍ 3 Stunden	❍ 50 Minuten ❍ 1 1/2 Stunden ❍ 2 1/2 Stunden ❍ 3 Stunden	❍ 50 Minuten ❍ 1 1/2 Stunden ❍ 2 1/2 Stunden ❍ 3 Stunden
1 Döner-Kebab 640 kcal 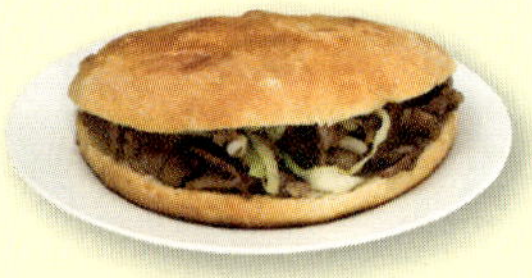	❍ 1 1/4 Stunden ❍ 2 1/2 Stunden ❍ 3 1/2 Stunden ❍ 4 Stunden	❍ 1 1/4 Stunden ❍ 2 1/2 Stunden ❍ 3 1/2 Stunden ❍ 4 Stunden	❍ 1 1/4 Stunden ❍ 2 1/2 Stunden ❍ 3 1/2 Stunden ❍ 4 Stunden
1 Pkg. Chips (175 g) 970 kcal 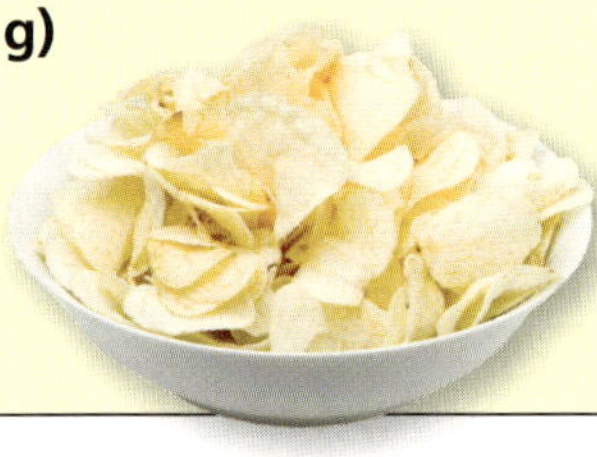	❍ 1/2 Stunde ❍ 1 3/4 Stunden ❍ 2 1/2 Stunden ❍ 5 1/4 Stunden	❍ 1/2 Stunde ❍ 1 3/4 Stunden ❍ 2 1/2 Stunden ❍ 5 1/4 Stunden	❍ 1/2 Stunde ❍ 1 3/4 Stunden ❍ 2 1/2 Stunden ❍ 5 1/4 Stunden

Schätzen Sie, wie lange Sie (wenn Sie ca. 80 kg wiegen) ungefähr folgende Bewegung ausführen müssen, um den Energiewert der jeweiligen Nahrungsmittel zu verbrennen.

	Putzen	Gehen (5 km/h)	Laufen (8 km/h)
1 Stk. Schwarzwälder-Kirsch-Torte (125 g) + Sahne (55 g) 540 kcal 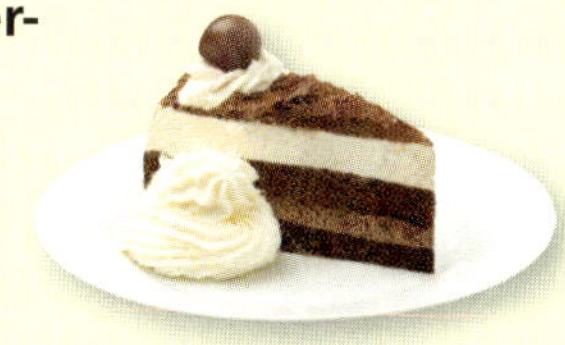	❍ 1 Stunde ❍ 2 Stunden ❍ 3 Stunden ❍ 4 Stunden	❍ 1 Stunde ❍ 2 Stunden ❍ 3 Stunden ❍ 4 Stunden	❍ 1 Stunde ❍ 2 Stunden ❍ 3 Stunden ❍ 4 Stunden
Schokolade (100 g) 540 kcal 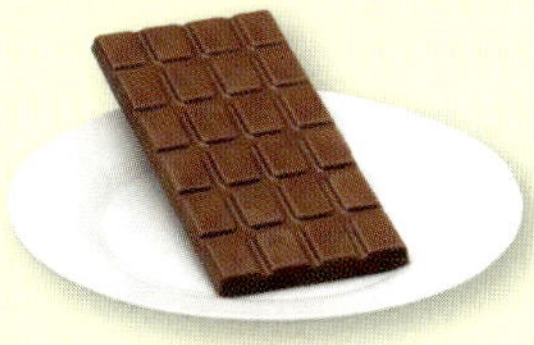	❍ 1 Stunde ❍ 2 Stunden ❍ 3 Stunden ❍ 4 Stunden	❍ 1 Stunde ❍ 2 Stunden ❍ 3 Stunden ❍ 4 Stunden	❍ 1 Stunde ❍ 2 Stunden ❍ 3 Stunden ❍ 4 Stunden
1/4 l Limo 100 kcal 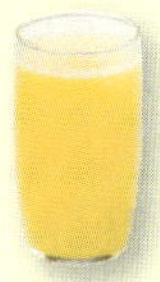	❍ 12 Minuten ❍ 20 Minuten ❍ 30 Minuten ❍ 40 Minuten	❍ 12 Minuten ❍ 20 Minuten ❍ 30 Minuten ❍ 40 Minuten	❍ 12 Minuten ❍ 20 Minuten ❍ 30 Minuten ❍ 40 Minuten
1/2 l Bier 200 kcal 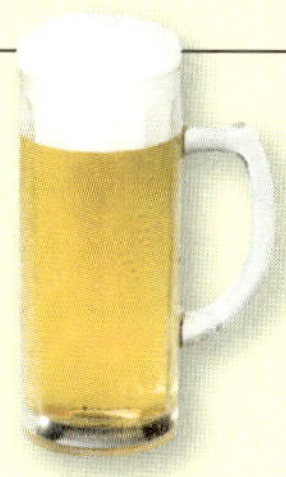	❍ 10 Minuten ❍ 25 Minuten ❍ 45 Minuten ❍ 60 Minuten	❍ 10 Minuten ❍ 25 Minuten ❍ 45 Minuten ❍ 60 Minuten	❍ 10 Minuten ❍ 25 Minuten ❍ 45 Minuten ❍ 60 Minuten
1/8 l Wein 100 kcal 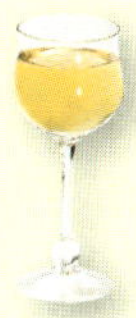	❍ 12 Minuten ❍ 20 Minuten ❍ 30 Minuten ❍ 40 Minuten	❍ 12 Minuten ❍ 20 Minuten ❍ 30 Minuten ❍ 40 Minuten	❍ 12 Minuten ❍ 20 Minuten ❍ 30 Minuten ❍ 40 Minuten

Die Auflösung finden Sie auf Seite 120.

schlank ohne Diät

Tages-Protokoll

Datum: ____________________

Essen	Zeit	Speisen und Getränke	Fett in g	kcal	Anmerkung
	Heute ging es mir:				

Bewegung	Körperliche Aktivität / Sportart / Training	Ø Puls	Dauer	kcal	Anmerkung
	Heute ging es mir:				

Nahrungsenergiewert	–	Bewegungsenergiewert	=	**Tagesenergiewert**

schlank ohne Diät

Tages-Protokoll

Datum: ____________________

Zeit	Speisen und Getränke	Fett in g	kcal	Anmerkung	Essen
Heute ging es mir: ☺ 😐 ☹					

Körperliche Aktivität / Sportart / Training	Ø Puls	Dauer	kcal	Anmerkung	Bewegung
Heute ging es mir: ☺ 😐 ☹					

Nahrungsenergiewert	–	Bewegungsenergiewert	=	**Tagesenergiewert**

schlank ohne Diät

Tages-Protokoll

Datum: ______________________

Essen

Zeit	Speisen und Getränke	Fett in g	kcal	Anmerkung
Heute ging es mir:				

Bewegung

Körperliche Aktivität / Sportart / Training	Ø Puls	Dauer	kcal	Anmerkung
Heute ging es mir:				

Nahrungsenergiewert	–	Bewegungsenergiewert	=	**Tagesenergiewert**

Wochen-Protokoll

Woche: ____________

	Nahrungs-energiewert	Fett in g		Bewegungsart	Ø Puls	Dauer	Bewegungs-energiewert		Tages-energiewert
1. Tag									
2. Tag									
3. Tag									
4. Tag									
5. Tag									
6. Tag									
7. Tag									
Summe									

Wochenanfang		
Körper-gewicht	Körper-fett	Bauch-umfang

Wochenende		
Körper-gewicht	Körper-fett	Bauch-umfang

Differenz		
Körper-gewicht	Körper-fett	Bauch-umfang

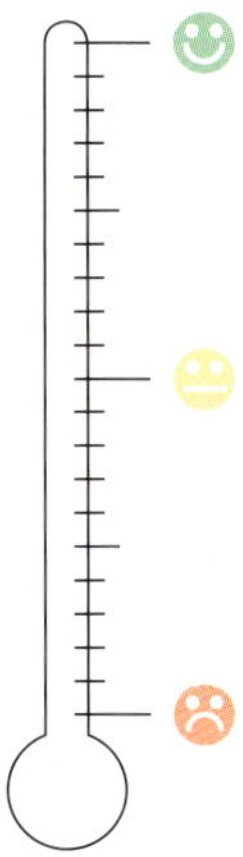

Motivations-Barometer

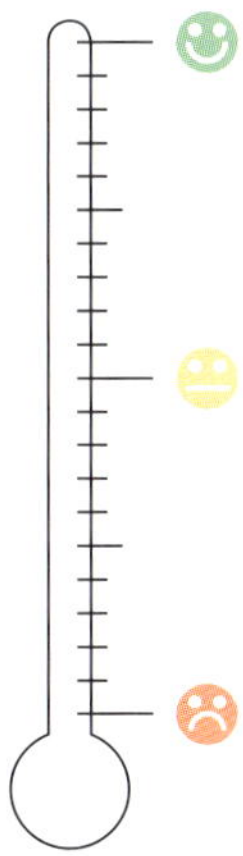

Zufriedenheits-Barometer

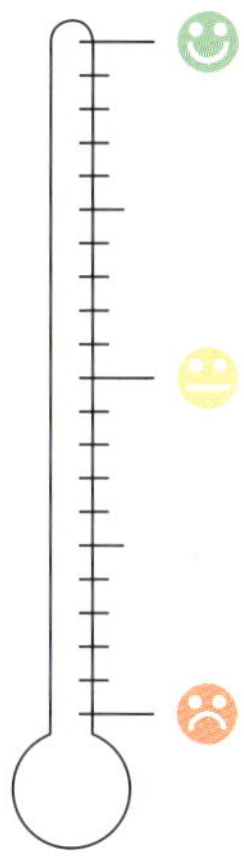

Stimmungs-Barometer

Ernährungstest

1.	Ich esse mehrmals täglich Gemüse	❍ ja	❍ nein
2.	Ich esse täglich Salat	❍ ja	❍ nein
3.	Ich esse mehrmals täglich Obst	❍ ja	❍ nein
4.	Ich esse zu jeder Mahlzeit eine oder mehrere der folgenden Beilagen: Reis, Kartoffeln, Teigwaren	❍ ja	❍ nein
5.	Getreideprodukte esse ich vor allem aus Vollkorn	❍ ja	❍ nein
6.	Ich trinke 1 bis 3 Liter Wasser oder ungesüßte, alkoholfreie Getränke pro Tag	❍ ja	❍ nein
7.	Ich trinke keine gesüßten Getränke	❍ ja	❍ nein
8.	Ich esse täglich ein fettarmes Milchprodukt	❍ ja	❍ nein
9.	Ich esse nur selten Fleisch, Wurst oder Eier	❍ ja	❍ nein
10.	Ich esse weniger als 100 g Fleisch oder Wurst oder Eier	❍ ja	❍ nein
11.	Ich esse 1- bis 2-mal pro Woche Fisch	❍ ja	❍ nein
12.	Ich esse weniger als 3-mal pro Woche Eier oder eierhaltige Gerichte (z. B. Kuchen, Nudeln, Omelette, Kekse,..)	❍ ja	❍ nein
13.	Ich bevorzuge eine fettarme Zubereitungsweise der Nahrungsmittel (mit beschichteter Pfanne, Dämpfen, Dünsten usw. ...)	❍ ja	❍ nein
14.	Ich achte auf den Fettgehalt der Speisen und verwende Butter und Öl sehr sparsam	❍ ja	❍ nein
15.	Ich konsumiere täglich nicht mehr als ein Glas Wein oder ein Seidel Bier oder ein Gläschen Schnaps / Likör	❍ ja	❍ nein
16.	Ich esse selten Süßigkeiten oder Snacks	❍ ja	❍ nein
17.	Ich nehme mir genügend Zeit für die Mahlzeiten u. wähle die Speisen bewusst	❍ ja	❍ nein

Auswertung

11- bis 17-mal ja	Herzlichen Glückwunsch! Sie ernähren sich schon sehr ausgewogen und abwechslungsreich und nehmen reichlich Vitamine und Mineralstoffe zu sich. Essen Sie auch weiterhin viel Obst, Gemüse und Vollkornprodukte.
6- bis 10-mal ja	Sie haben ein ausgewogenes Essverhalten, das man aber noch verbessern könnte. Lesen Sie sich die mit „nein" beantworteten Fragen noch einmal durch und versuchen Sie in kleinen Schritten Ihre Ernährungsweise zu optimieren. Obst, Gemüse und Vollkornprodukte sind ganz wesentlich, wenn Sie abnehmen oder auch Ihr Gewicht halten wollen. Diese Produkte liefern fast alle ganz wenig Kalorien, aber reichlich Schutzstoffe.
0 – 5-mal ja	Versuchen Sie, Ihr Essverhalten noch einmal zu überdenken. Essen Sie täglich Obst und Gemüse und Getreide in Form von Vollkorn. Nehmen Sie sich für die Umsetzung kleine und realistische Ziele vor und versuchen Sie sich an die Schlank-ohne-Diät-Tipps zu halten.

Das nehme ich mir vor:

Tages-Protokoll

Datum: ____________

Essen

Zeit	Speisen und Getränke	Fett in g	kcal	Anmerkung
Heute ging es mir: ☺ 😐 ☹				

Bewegung

Körperliche Aktivität / Sportart / Training	Ø Puls	Dauer	kcal	Anmerkung
Heute ging es mir: ☺ 😐 ☹				

Nahrungsenergiewert	–	Bewegungsenergiewert	=	**Tagesenergiewert**

schlank ohne Diät

Tages-Protokoll

Datum: ____________________

Zeit	Speisen und Getränke	Fett in g	kcal	Anmerkung
Heute ging es mir:				

Essen

Körperliche Aktivität / Sportart / Training	Ø Puls	Dauer	kcal	Anmerkung
Heute ging es mir:				

Bewegung

Nahrungsenergiewert	–	Bewegungsenergiewert	=	**Tagesenergiewert**

schlank ohne Diät

Tages-Protokoll

Datum: ____________________

Essen

Zeit	Speisen und Getränke	Fett in g	kcal	Anmerkung
Heute ging es mir: 😊 😐 ☹				

Bewegung

Körperliche Aktivität / Sportart / Training	Ø Puls	Dauer	kcal	Anmerkung
Heute ging es mir: 😊 😐 ☹				

Nahrungsenergiewert	–	Bewegungsenergiewert	=	**Tagesenergiewert**

Tages-Protokoll

Datum: ____________

Zeit	Speisen und Getränke	Fett in g	kcal	Anmerkung	Essen
Heute ging es mir:					

Körperliche Aktivität / Sportart / Training	Ø Puls	Dauer	kcal	Anmerkung	Bewegung
Heute ging es mir:					

Nahrungsenergiewert	–	Bewegungsenergiewert	=	**Tagesenergiewert**

schlank ohne Diät

Tages-Protokoll

Datum: ____________________

Essen

Zeit	Speisen und Getränke	Fett in g	kcal	Anmerkung
Heute ging es mir:				

Bewegung

Körperliche Aktivität / Sportart / Training	Ø Puls	Dauer	kcal	Anmerkung
Heute ging es mir:				

Nahrungsenergiewert	–	Bewegungsenergiewert	=	**Tagesenergiewert**

schlank ohne Diät

Tages-Protokoll

Datum: ____________________

Zeit	Speisen und Getränke	Fett in g	kcal	Anmerkung	Essen
Heute ging es mir:					

Körperliche Aktivität / Sportart / Training	Ø Puls	Dauer	kcal	Anmerkung	Bewegung
Heute ging es mir:					

Nahrungsenergiewert		Bewegungsenergiewert		**Tagesenergiewert**
	–		=	

Tages-Protokoll

Datum: ____________________

Essen

Zeit	Speisen und Getränke	Fett in g	kcal	Anmerkung
Heute ging es mir:				

Bewegung

Körperliche Aktivität / Sportart / Training	Ø Puls	Dauer	kcal	Anmerkung
Heute ging es mir:				

Nahrungsenergiewert	–	Bewegungsenergiewert	=	**Tagesenergiewert**

schlank ohne Diät

Wochen-Protokoll

Woche: ____________

	Nahrungs-energiewert	Fett in g		Bewegungsart	Ø Puls	Dauer	Bewegungs-energiewert		Tages-energiewert
1. Tag									
2. Tag									
3. Tag									
4. Tag									
5. Tag									
6. Tag									
7. Tag									
Summe									

Wochenanfang		
Körper-gewicht	Körper-fett	Bauch-umfang

Wochenende		
Körper-gewicht	Körper-fett	Bauch-umfang

Differenz		
Körper-gewicht	Körper-fett	Bauch-umfang

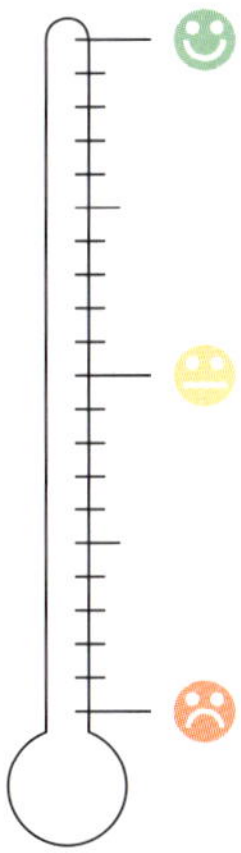

Motivations-Barometer

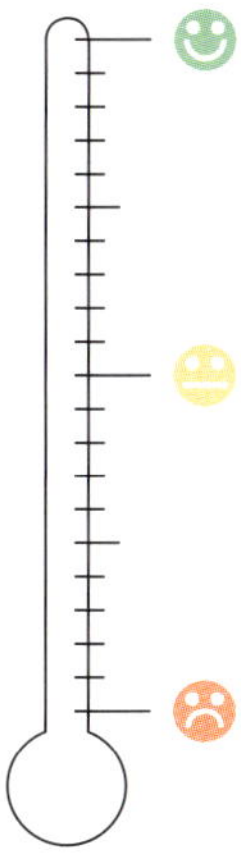

Zufriedenheits-Barometer

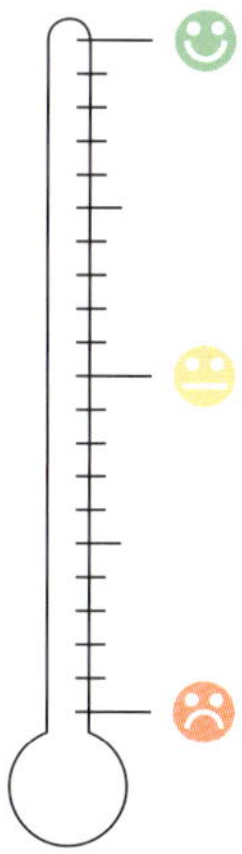

Stimmungs-Barometer

Kartoffellasagne

2 Personen

Originalrezept	Modifiziertes Rezept
„Lasagneblätter“:	**„Lasagneblätter“:**
400 g Kartoffeln, festkochend	400 g Kartoffeln, festkochend
1 Ei	1 Ei
1 EL Öl	Salz, Pfeffer, Muskat
Salz, Pfeffer, Muskat	
Gemüsesoße:	**Gemüsesoße:**
1 Zwiebel · 1 Karotte	1 Zwiebel · 1 Karotte
1/2 Zucchini · 50 g Sellerie	1/2 Zucchini · 50 g Sellerie
1 EL Öl	1 TL Rapsöl
2 EL Tomatenmark	2 EL Tomatenmark
1 EL Dinkelvollkornmehl	1 EL Dinkelvollkornmehl
1/4 l Gemüsebrühe	1/4 l Gemüsebrühe
Oregano, Basilikum, Thymian	Oregano, Basilikum, Thymian
Salz, Pfeffer	Salz, Pfeffer
Béchamelsoße:	**Béchamelsoße:**
50 g Margarine	2 EL Dinkelvollkornmehl
25 g Mehl	200 ml Magermilch
125 ml Milch	Salz, Pfeffer, Muskat
1 Ei	
50 g Parmesan	50 g fettarmer Mozzarella
beschichtete Auflaufform	beschichtete Auflaufform

Zubereitung:

Für die „Lasagneblätter“ Kartoffeln roh fein reiben, in ein Geschirrtuch einschlagen und gut ausdrücken. Ei untermischen und mit Salz, Pfeffer und Muskat würzen. Aus der Masse wenige Millimeter dünne Puffer formen und in einer beschichteten Pfanne ohne Fett auf beiden Seiten hellbraun backen.

Backrohr auf 180 °C vorheizen.

Für die Gemüsesoße alle Gemüsesorten in feine Würfel schneiden. In einer beschichteten Pfanne Rapsöl erhitzen und die Zwiebelwürfel darin glasig anschwitzen. Das restliche Gemüse zugeben und kurz mitrösten. Tomatenmark zugeben, mit Mehl stauben und mit Gemüsebrühe aufgießen. Gewürze zugeben und Gemüse zugedeckt ca. 5 Minuten bissfest garen.

Inzwischen für die Béchamelsoße Dinkelmehl ohne Fettzugabe in einer Pfanne hellbraun anschwitzen. Mit Magermilch aufgießen und mit dem Schneebesen zu einer sämigen Soße schlagen. Mit Salz, Pfeffer und Muskat abschmecken.

Mozzarella grob reiben.

In eine beschichtete Auflaufform schichtweise Kartoffelblätter, Gemüsesugo und Béchamelsoße füllen, mit Béchamelsoße abschließen. Geriebenen Mozzarella darauf verteilen und Lasagne im vorgeheizten Rohr ca. 15 – 20 Minuten goldbraun überbacken.

Nährwerte:	Nährwerte:
752 kcal	401 kcal
26,5 g Eiweiß	21,7 g Eiweiß
48,5 g Fett	10,1 g Fett
31,6 g Kohlenhydrate	53,6 g Kohlenhydrate

Differenz: 351 kcal, 38,4 g Fett

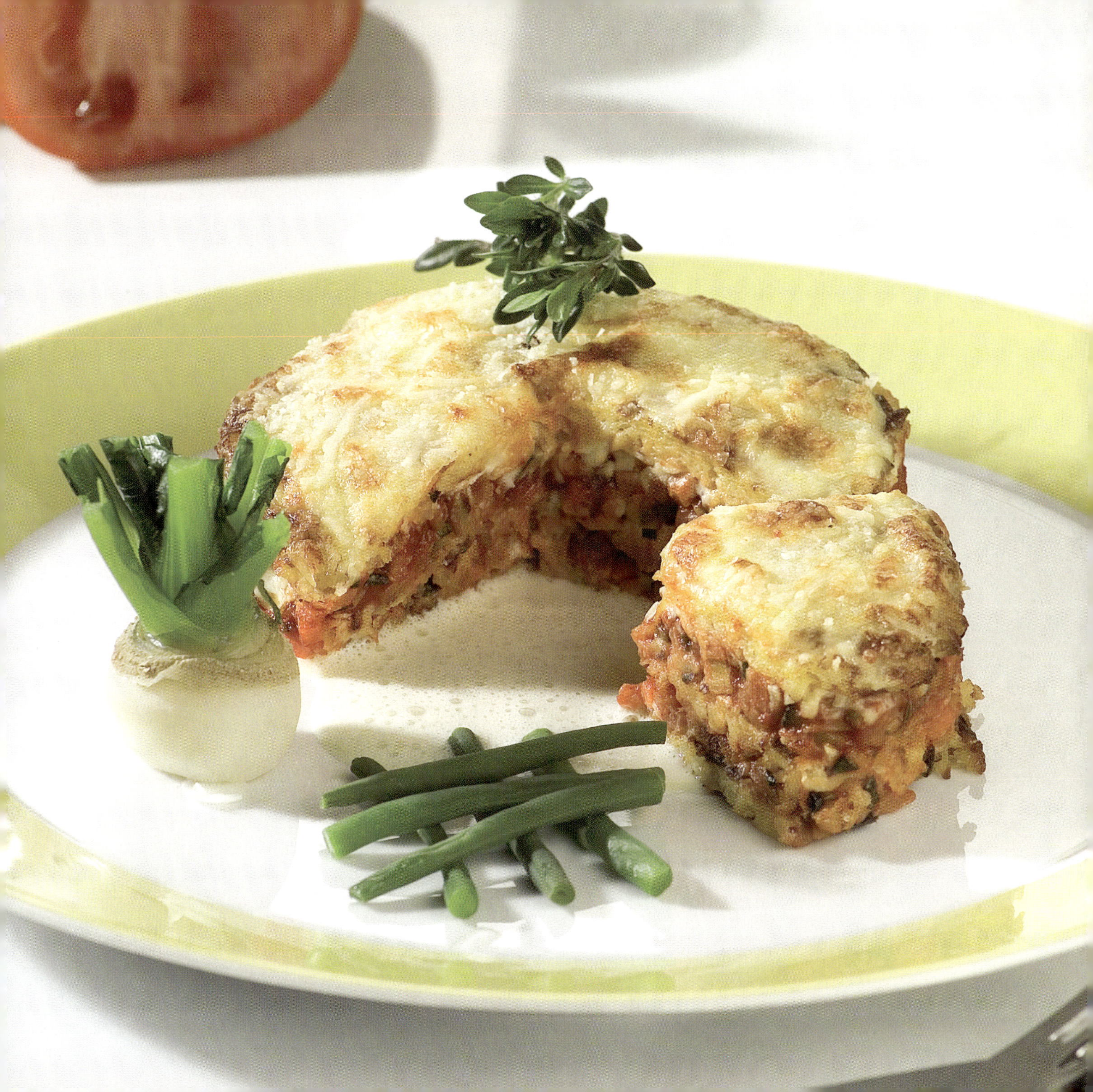

schlank ohne Diät Tages-Protokoll

Datum: ______________________

Essen

Zeit	Speisen und Getränke	Fett in g	kcal	Anmerkung
Heute ging es mir: ☺ 😐 ☹				

Bewegung

Körperliche Aktivität / Sportart / Training	Ø Puls	Dauer	kcal	Anmerkung
Heute ging es mir: ☺ 😐 ☹				

Nahrungsenergiewert	–	Bewegungsenergiewert	=	**Tagesenergiewert**

schlank ohne Diät

Tages-Protokoll

Datum: ______________________

Essen

Zeit	Speisen und Getränke	Fett in g	kcal	Anmerkung
Heute ging es mir:				

Bewegung

Körperliche Aktivität / Sportart / Training	Ø Puls	Dauer	kcal	Anmerkung
Heute ging es mir:				

Nahrungsenergiewert		Bewegungsenergiewert		**Tagesenergiewert**
	–		=	

schlank ohne Diät Tages-Protokoll

Datum: ____________

Essen

Zeit	Speisen und Getränke	Fett in g	kcal	Anmerkung
Heute ging es mir: ☺ 😐 ☹				

Bewegung

Körperliche Aktivität / Sportart / Training	Ø Puls	Dauer	kcal	Anmerkung
Heute ging es mir: ☺ 😐 ☹				

Nahrungsenergiewert	–	Bewegungsenergiewert	=	**Tagesenergiewert**

schlank ohne Diät

Tages-Protokoll

Datum: ______________________

Essen

Zeit	Speisen und Getränke	Fett in g	kcal	Anmerkung
Heute ging es mir:				

Bewegung

Körperliche Aktivität / Sportart / Training	Ø Puls	Dauer	kcal	Anmerkung
Heute ging es mir:				

Nahrungsenergiewert	–	Bewegungsenergiewert	=	**Tagesenergiewert**

Zucker-Quiz

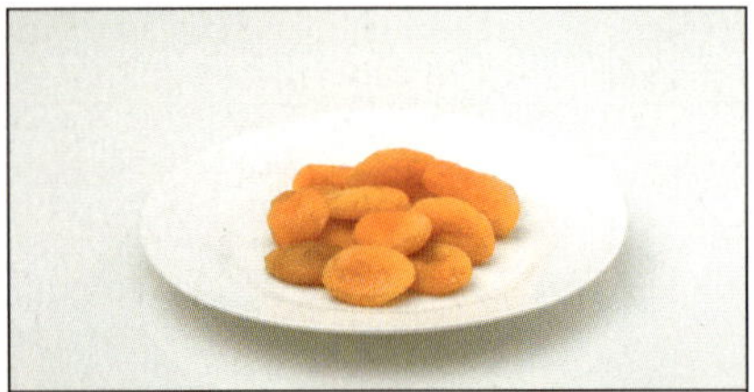

100 g
getrocknete Marillen (Aprikosen)

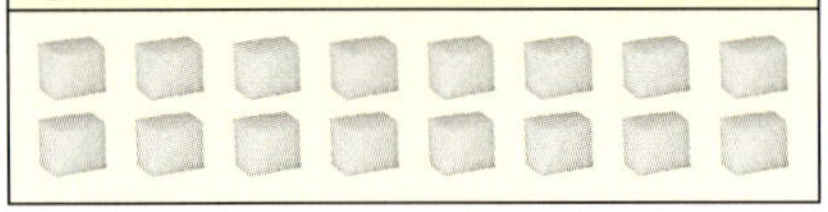

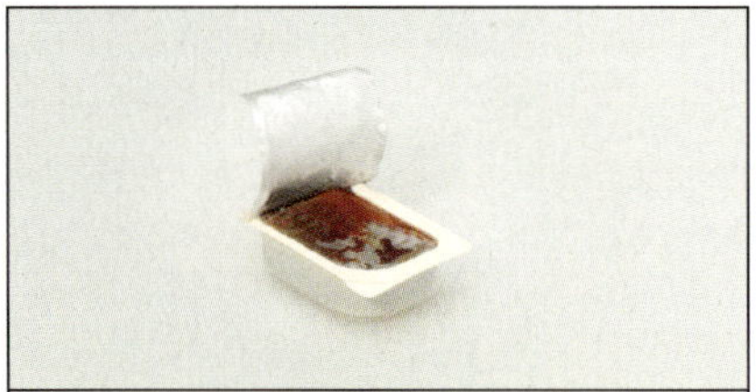

1 Portion
Marmelade (25 g)

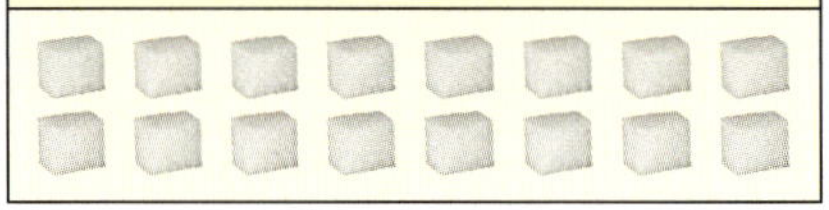

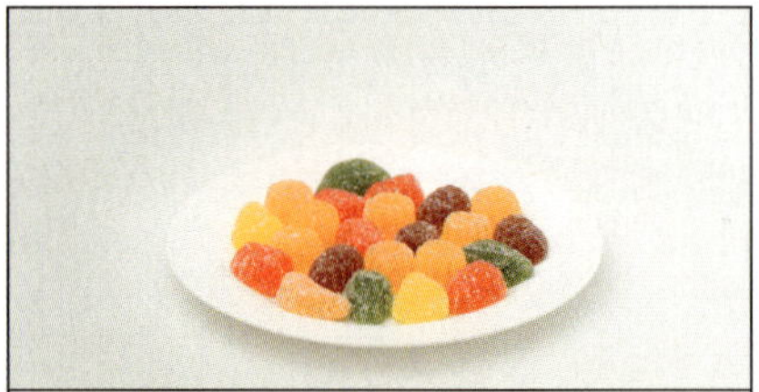

Geleefrüchte
(20 g)

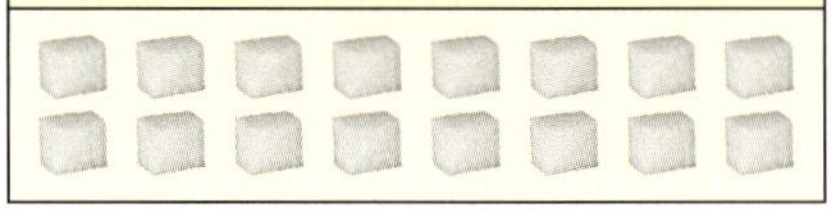

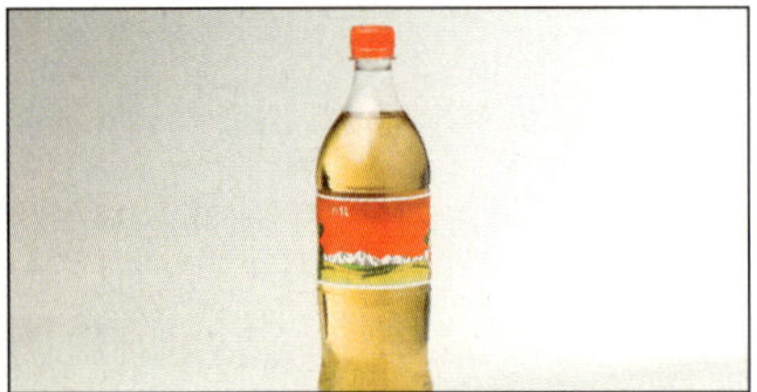

1 l Limonade

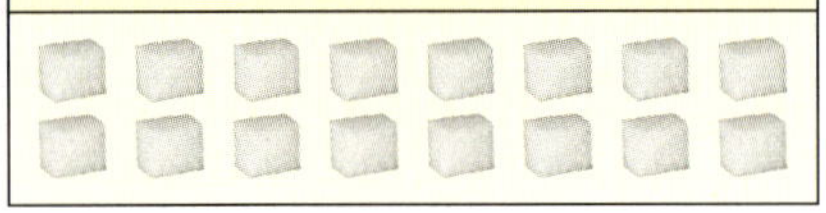

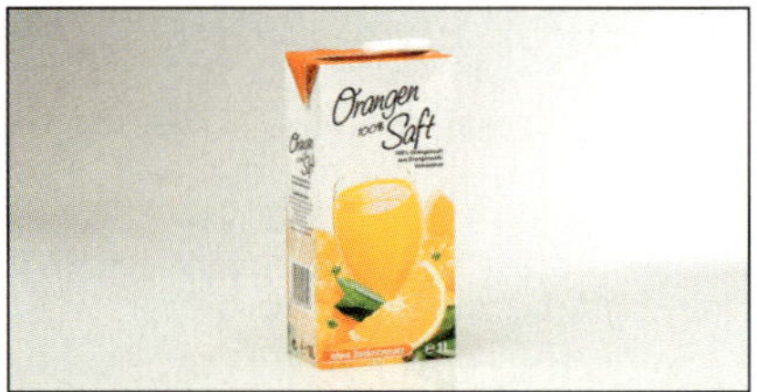

1 l Orangensaft

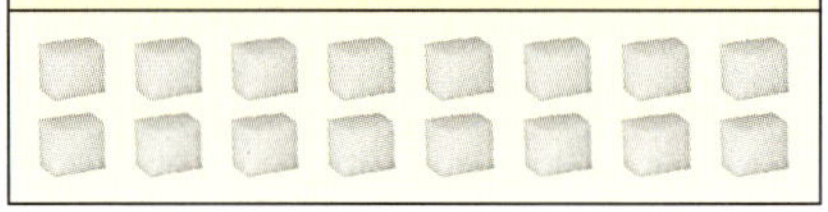

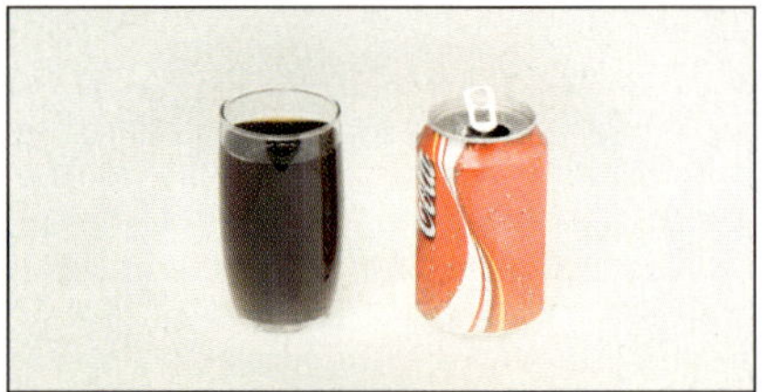

1 Dose
Cola-Getränk (0,33 l)

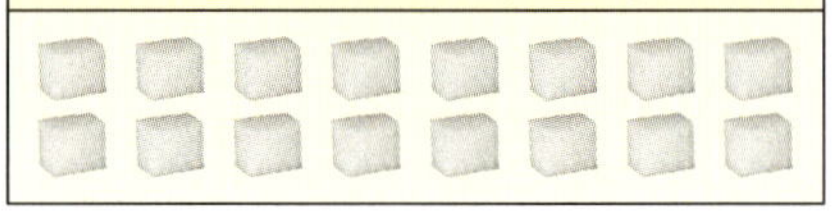

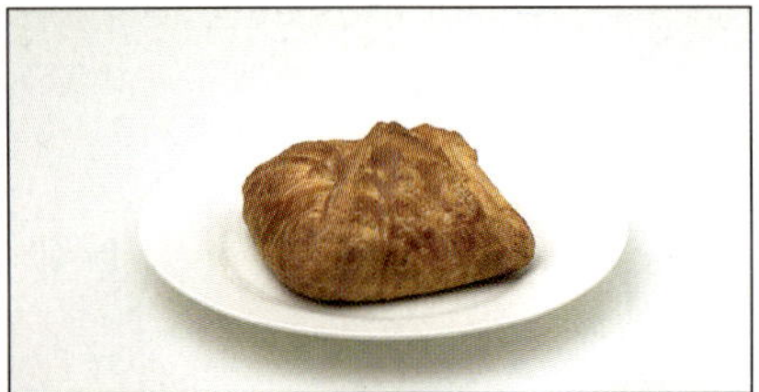

1 Topfengolatsche

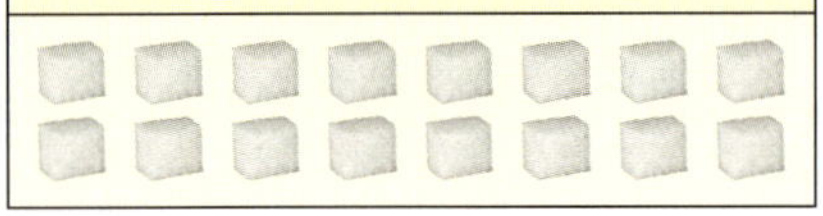

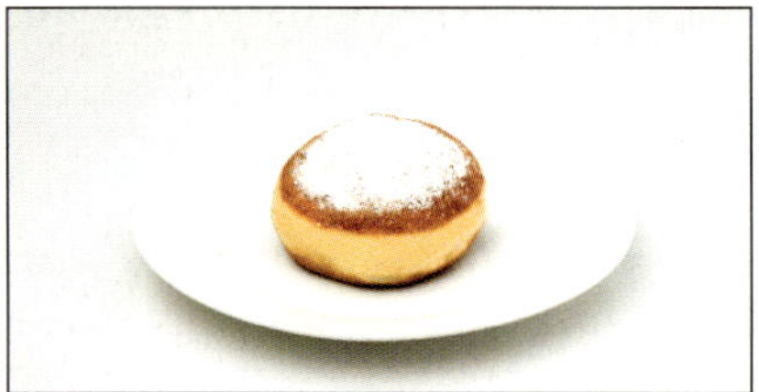

1 Krapfen (Berliner)

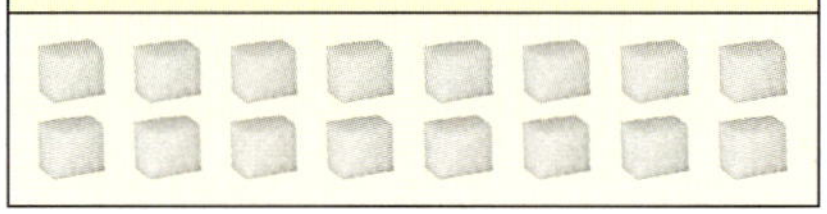

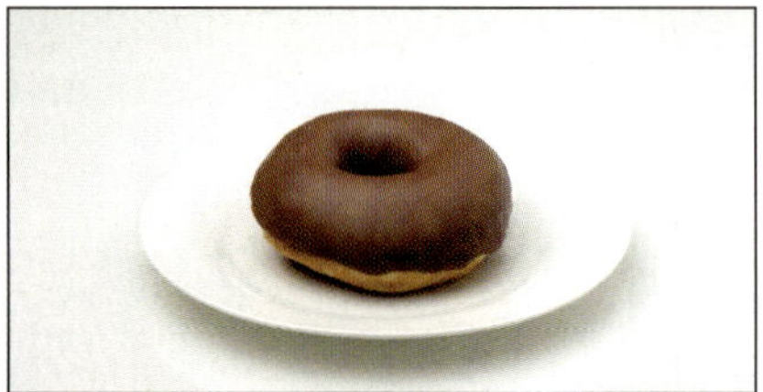

1 Donut

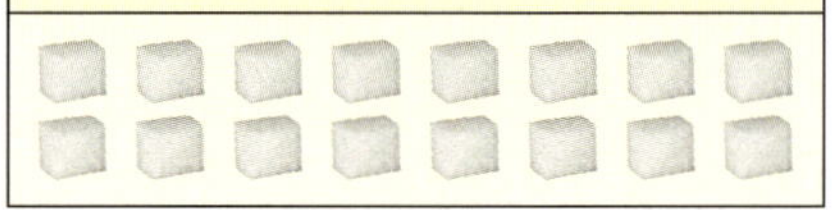

Schätzen Sie den Zuckergehalt (in Stück Würfelzucker)
der abgebildeten Lebensmittel, Getränke und Speisen!

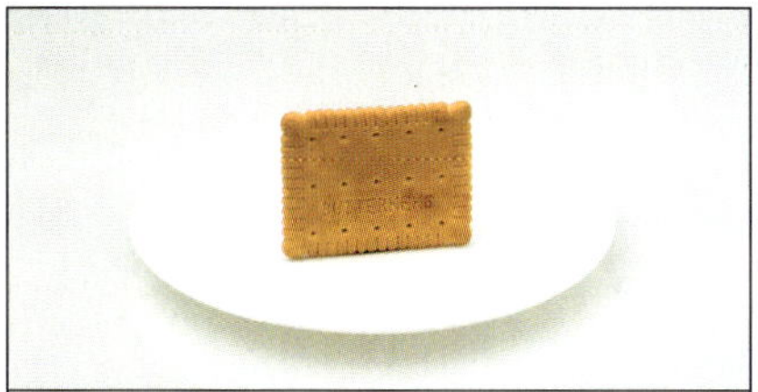

1 Butterkeks

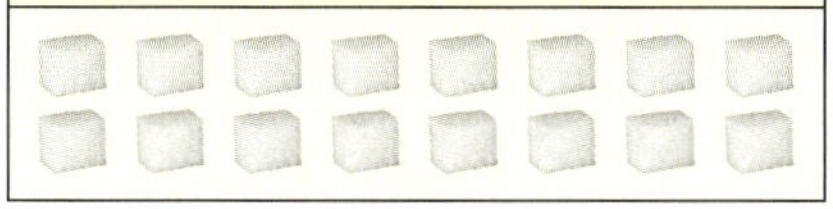

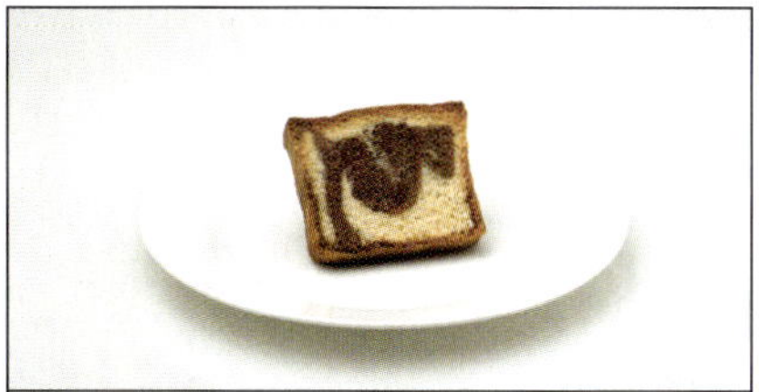

1 Stk.
Marmorkuchen

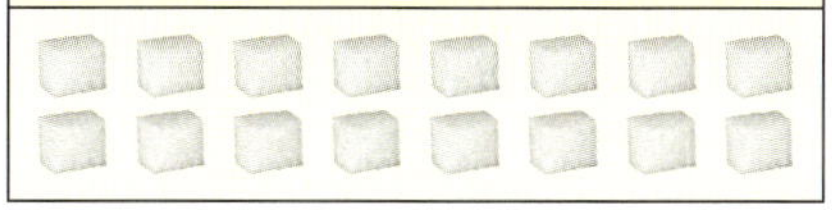

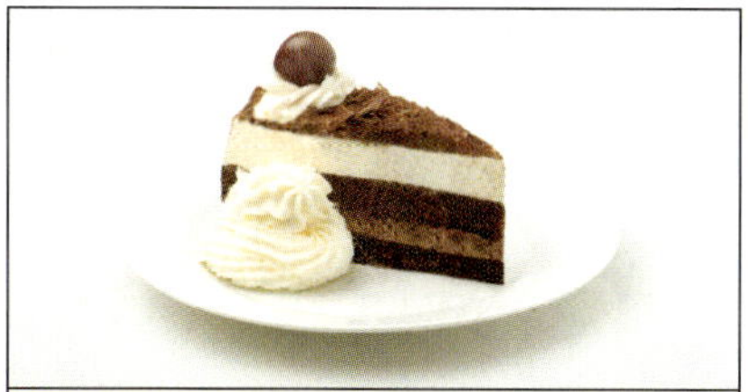

1 Stk. Schwarzwälder-Kirsch-Torte

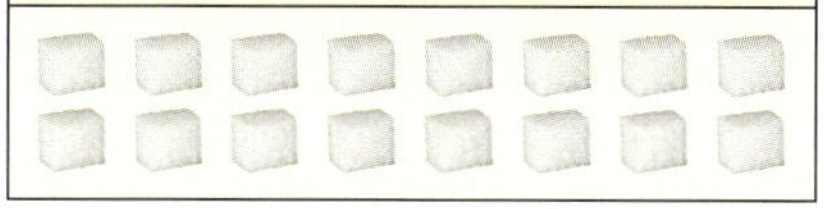

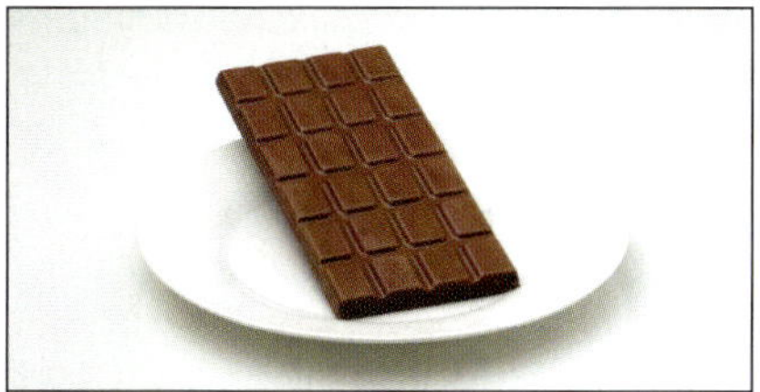

1 Tafel Schokolade
(100 g)

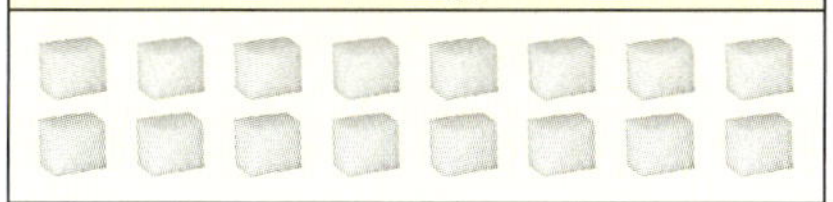

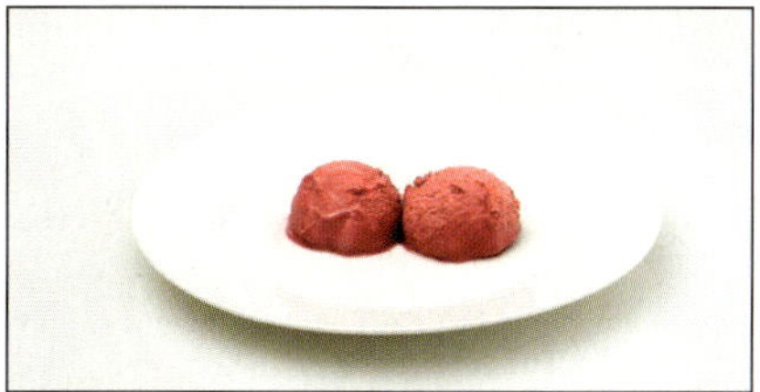

1 Kugel
Fruchteis (50 g)

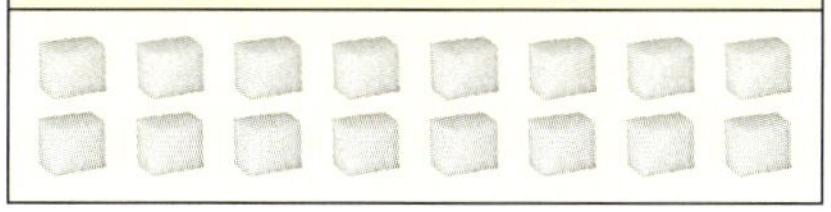

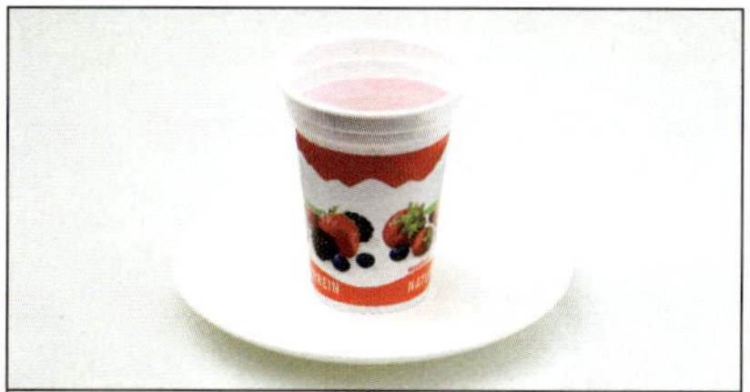

1 Becher
Fruchtjogurt (180 g)

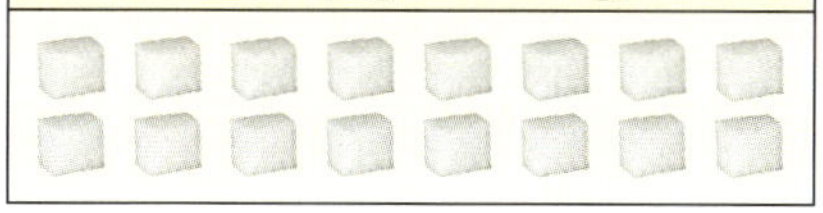

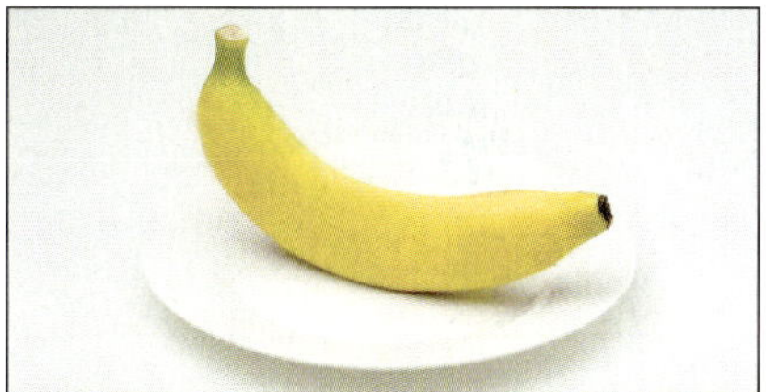

1 Banane

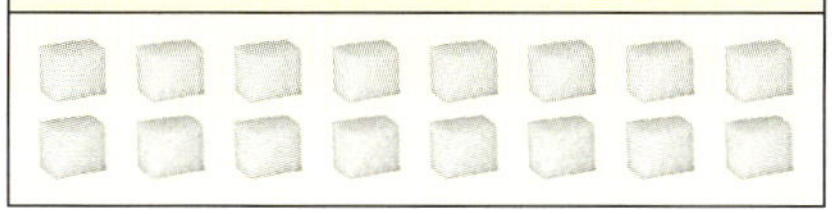

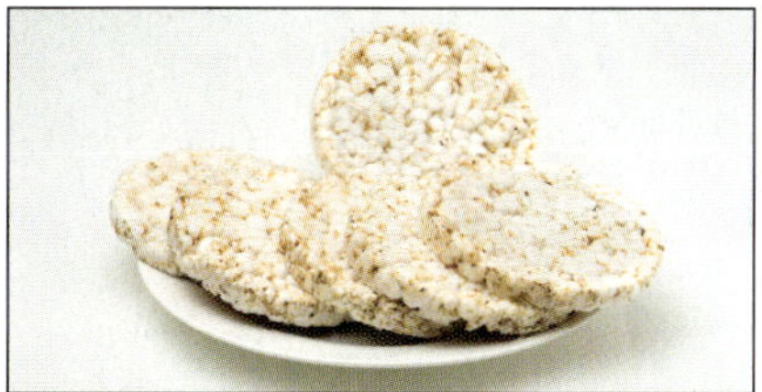

Reiscrispis
(50 g)

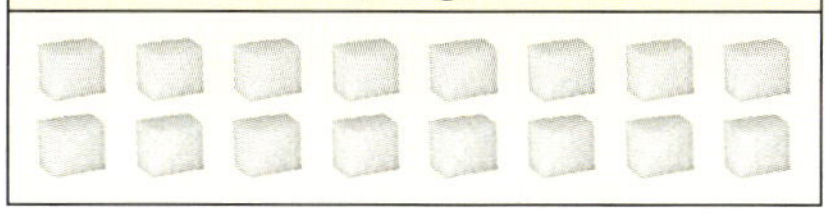

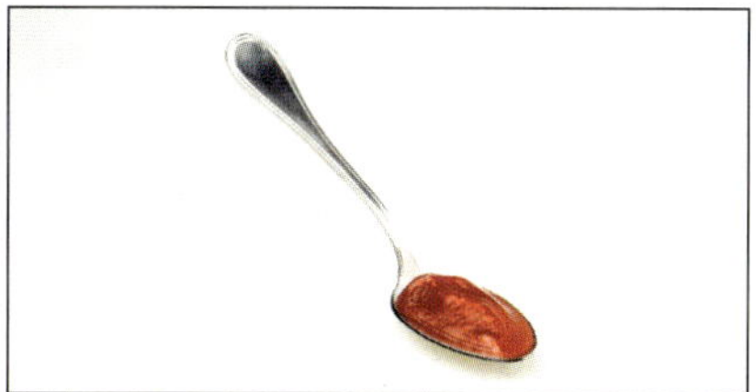

1 Portion
Ketchup (25 ml)

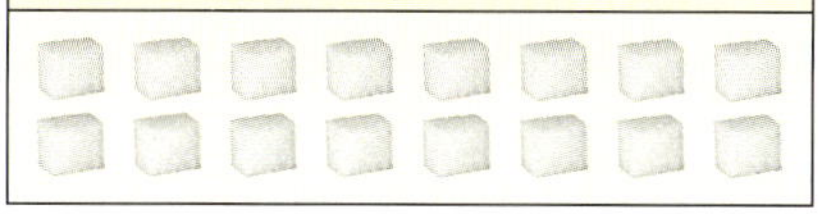

Die Auflösung finden Sie auf Seite 120.

schlank ohne Diät

Tages-Protokoll

Datum: ____________________

Essen

Zeit	Speisen und Getränke	Fett in g	kcal	Anmerkung
Heute ging es mir:				

Bewegung

Körperliche Aktivität / Sportart / Training	Ø Puls	Dauer	kcal	Anmerkung
Heute ging es mir:				

Nahrungsenergiewert	–	Bewegungsenergiewert	=	**Tagesenergiewert**

schlank ohne Diät

Tages-Protokoll

Datum: ____________________

Essen

Zeit	Speisen und Getränke	Fett in g	kcal	Anmerkung
Heute ging es mir:				

Bewegung

Körperliche Aktivität / Sportart / Training	Ø Puls	Dauer	kcal	Anmerkung
Heute ging es mir:				

Nahrungsenergiewert	–	Bewegungsenergiewert	=	**Tagesenergiewert**

schlank ohne Diät

Tages-Protokoll

Datum: ____________________

Essen

Zeit	Speisen und Getränke	Fett in g	kcal	Anmerkung
Heute ging es mir:				

Bewegung

Körperliche Aktivität / Sportart / Training	Ø Puls	Dauer	kcal	Anmerkung
Heute ging es mir:				

Nahrungsenergiewert	–	Bewegungsenergiewert	=	**Tagesenergiewert**

Wochen-Protokoll

Woche: ____________________

	Nahrungs-energiewert	Fett in g		Bewegungsart	Ø Puls	Dauer	Bewegungs-energiewert		Tages-energiewert
1. Tag			🙂 😐 🙁					🙂 😐 🙁	
2. Tag			🙂 😐 🙁					🙂 😐 🙁	
3. Tag			🙂 😐 🙁					🙂 😐 🙁	
4. Tag			🙂 😐 🙁					🙂 😐 🙁	
5. Tag			🙂 😐 🙁					🙂 😐 🙁	
6. Tag			🙂 😐 🙁					🙂 😐 🙁	
7. Tag			🙂 😐 🙁					🙂 😐 🙁	
Summe									

Wochenanfang		
Körper-gewicht	Körper-fett	Bauch-umfang

Wochenende		
Körper-gewicht	Körper-fett	Bauch-umfang

Differenz		
Körper-gewicht	Körper-fett	Bauch-umfang

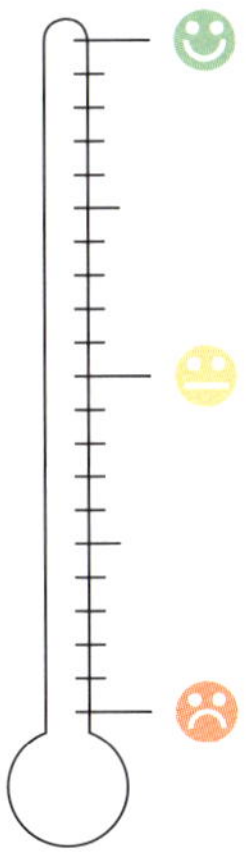

Motivations-Barometer

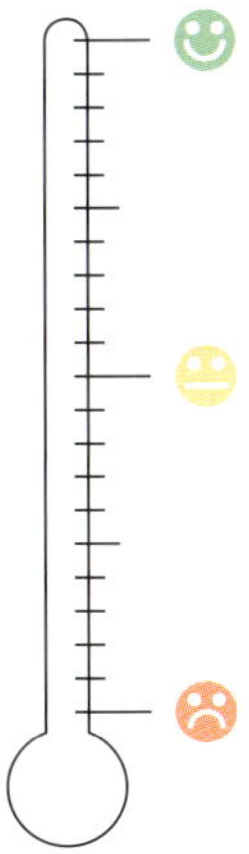

Zufriedenheits-Barometer

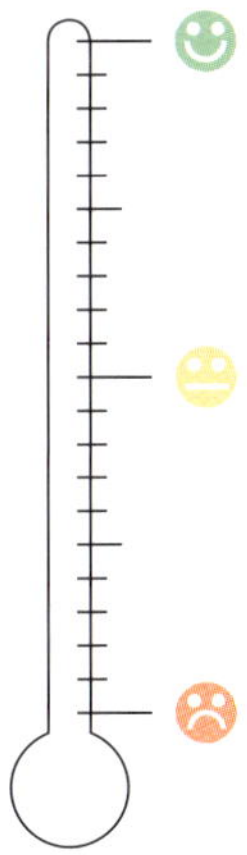

Stimmungs-Barometer

Ernährungs- und Bewegungsverhalten

Mit diesem Fragenbogen können Sie Ihr Ernährungs- und Bewegungsverhalten sehr genau analysieren. Kreuzen Sie an, was für Sie am ehesten zutrifft. Vergleichen Sie mit Ihren Angaben auf den Seiten 6 und 7.

Ich esse bzw. trinke:	**täglich**	**2-3x / Woche**	**1x / Woche**	**selten**	**nie**
Obst	❍	❍	❍	❍	❍
Gemüse	❍	❍	❍	❍	❍
Vollkornbrot	❍	❍	❍	❍	❍
Reis, Nudeln, ...	❍	❍	❍	❍	❍
Wurst	❍	❍	❍	❍	❍
Wurst, fettarm	❍	❍	❍	❍	❍
Huhn, Pute	❍	❍	❍	❍	❍
Kalb, Rind, Schwein	❍	❍	❍	❍	❍
Fisch	❍	❍	❍	❍	❍
Käse	❍	❍	❍	❍	❍
Käse, fettarm	❍	❍	❍	❍	❍
Milch, Jogurt, Topfen (Quark), fettarm	❍	❍	❍	❍	❍
Knabbergebäck, Chips, …	❍	❍	❍	❍	❍
Mehlspeisen, Torten, Kuchen, Schokolade, Pralinen, …	❍	❍	❍	❍	❍
Fruchtsaft	❍	❍	❍	❍	❍
Limonaden	❍	❍	❍	❍	❍
Mineralwasser, Wasser, Tee	❍	❍	❍	❍	❍
Kalorienreduzierte Lebensmittel	❍	❍	❍	❍	❍
Ich esse regelmäßig	❍	❍	❍	❍	❍
Ich esse häufig zwischendurch	❍	❍	❍	❍	❍
Ich esse beim Lesen, Fernsehen, Autofahren, Telefonieren usw.	❍	❍	❍	❍	❍
Ich esse heimlich bzw. wenn mich keiner beobachtet	❍	❍	❍	❍	❍
Ich esse, wenn ich Stress habe	❍	❍	❍	❍	❍
Ich esse aus Langeweile	❍	❍	❍	❍	❍
Ich esse noch weiter, auch wenn ich satt bin	❍	❍	❍	❍	❍

Ich esse bzw. trinke:	täglich	2-3x / Woche	1x / Woche	selten	nie
Ich esse, wenn ich plötzlich Heißhunger habe	❍	❍	❍	❍	❍
Ich esse, weil ich das Verlangen nach bestimmten Lebensmitteln habe	❍	❍	❍	❍	❍
Ich esse, wenn ich Essen rieche oder sehe	❍	❍	❍	❍	❍
Ich lasse mich oft von anderen zum Essen oder Trinken überreden	❍	❍	❍	❍	❍
Ich esse immer alles auf	❍	❍	❍	❍	❍
Ich esse sehr schnell	❍	❍	❍	❍	❍
Ich vermeide in Gesellschaft zu essen	❍	❍	❍	❍	❍
Wenn ich mit anderen esse, habe ich mich gut unter Kontrolle	❍	❍	❍	❍	❍
Ich esse immer, wenn ich nach Hause komme	❍	❍	❍	❍	❍
Ich esse oft im Stehen, Gehen oder direkt aus dem Kühlschrank	❍	❍	❍	❍	❍
Nach dem Essen habe ich ein schlechtes Gewissen	❍	❍	❍	❍	❍
Ich verzichte bewusst auf Lebensmittel, Speisen oder Getränke, die dick machen	❍	❍	❍	❍	❍
Bewegung					
Ich erledige Aufgaben des Alltags wie Einkaufen, Besorgungen, kleine Erledigungen zu Fuß oder mit dem Rad	❍	❍	❍	❍	❍
Ich bin bei Tätigkeiten im Haus körperlich aktiv (Hausputz)	❍	❍	❍	❍	❍
Ich bin bei Tätigkeiten im Garten körperlich aktiv (Rasenmähen, Gartenarbeit)	❍	❍	❍	❍	❍
Ich bin im Berufsleben körperlich aktiv (Fußwege zwischen Stockwerken, ...)	❍	❍	❍	❍	❍
Ich absolviere Wege in die Arbeit, in die Schule zu Fuß oder mit dem Rad	❍	❍	❍	❍	❍
Ich lege bewusst Pausen in der Arbeit für Bewegungskurzprogramme ein	❍	❍	❍	❍	❍
Sport					
Ich betreibe die Sportart ______________________________	❍	❍	❍	❍	❍
Ich betreibe die Sportart ______________________________	❍	❍	❍	❍	❍
Ich betreibe die Sportart ______________________________	❍	❍	❍	❍	❍
Ich betreibe noch weitere Sportarten ______________________	❍	❍	❍	❍	❍
Training					
Ich absolviere regelmäßig ein Ausdauertraining	❍	❍	❍	❍	❍
Ich absolviere regelmäßig ein Krafttraining	❍	❍	❍	❍	❍
Ich absolviere regelmäßig ein Beweglichkeitstraining	❍	❍	❍	❍	❍
Ich absolviere regelmäßig ein Koordinationstraining	❍	❍	❍	❍	❍

schlank ohne Diät

Tages-Protokoll

Datum: ____________________

Essen

Zeit	Speisen und Getränke	Fett in g	kcal	Anmerkung
Heute ging es mir:				

Bewegung

Körperliche Aktivität / Sportart / Training	Ø Puls	Dauer	kcal	Anmerkung
Heute ging es mir:				

Nahrungsenergiewert		Bewegungsenergiewert		**Tagesenergiewert**
	–		=	

schlank ohne Diät

Tages-Protokoll

Datum: ____________________

Zeit	Speisen und Getränke	Fett in g	kcal	Anmerkung	Essen
Heute ging es mir:					

Körperliche Aktivität / Sportart / Training	Ø Puls	Dauer	kcal	Anmerkung	Bewegung
Heute ging es mir:					

Nahrungsenergiewert	–	Bewegungsenergiewert	=	**Tagesenergiewert**

schlank ohne Diät

Tages-Protokoll

Datum: ____________________

Essen

Zeit	Speisen und Getränke	Fett in g	kcal	Anmerkung
Heute ging es mir:				

Bewegung

Körperliche Aktivität / Sportart / Training	Ø Puls	Dauer	kcal	Anmerkung
Heute ging es mir:				

Nahrungsenergiewert	–	Bewegungsenergiewert	=	**Tagesenergiewert**

schlank ohne Diät

Tages-Protokoll

Datum: ____________________

Zeit	Speisen und Getränke	Fett in g	kcal	Anmerkung
Heute ging es mir:				

Essen

Körperliche Aktivität / Sportart / Training	Ø Puls	Dauer	kcal	Anmerkung
Heute ging es mir:				

Bewegung

Nahrungsenergiewert	–	Bewegungsenergiewert	=	**Tagesenergiewert**

schlank ohne Diät

Tages-Protokoll

Datum: ______________________

Essen	Zeit	Speisen und Getränke	Fett in g	kcal	Anmerkung
	Heute ging es mir:				

Bewegung	Körperliche Aktivität / Sportart / Training	Ø Puls	Dauer	kcal	Anmerkung
	Heute ging es mir:				

Nahrungsenergiewert		Bewegungsenergiewert		**Tagesenergiewert**
	–		=	

schlank ohne Diät Tages-Protokoll

Datum: ____________________

Zeit	Speisen und Getränke	Fett in g	kcal	Anmerkung	Essen
Heute ging es mir: ☺ 😐 ☹					

Körperliche Aktivität / Sportart / Training	Ø Puls	Dauer	kcal	Anmerkung	Bewegung
Heute ging es mir: ☺ 😐 ☹					

Nahrungsenergiewert	–	Bewegungsenergiewert	=	**Tagesenergiewert**

schlank ohne Diät

Tages-Protokoll

Datum: ____________________

Essen

Zeit	Speisen und Getränke	Fett in g	kcal	Anmerkung
Heute ging es mir: ☺ 😐 ☹				

Bewegung

Körperliche Aktivität / Sportart / Training	Ø Puls	Dauer	kcal	Anmerkung
Heute ging es mir: ☺ 😐 ☹				

Nahrungsenergiewert	–	Bewegungsenergiewert	=	**Tagesenergiewert**

schlank ohne Diät

Wochen-Protokoll

Woche: ____________

	Nahrungs-energiewert	Fett in g		Bewegungsart	Ø Puls	Dauer	Bewegungs-energiewert		Tages-energiewert
1. Tag			☺ 😐 ☹					☺ 😐 ☹	
2. Tag			☺ 😐 ☹					☺ 😐 ☹	
3. Tag			☺ 😐 ☹					☺ 😐 ☹	
4. Tag			☺ 😐 ☹					☺ 😐 ☹	
5. Tag			☺ 😐 ☹					☺ 😐 ☹	
6. Tag			☺ 😐 ☹					☺ 😐 ☹	
7. Tag			☺ 😐 ☹					☺ 😐 ☹	
Summe									

Wochenanfang		
Körper-gewicht	Körper-fett	Bauch-umfang

Wochenende		
Körper-gewicht	Körper-fett	Bauch-umfang

Differenz		
Körper-gewicht	Körper-fett	Bauch-umfang

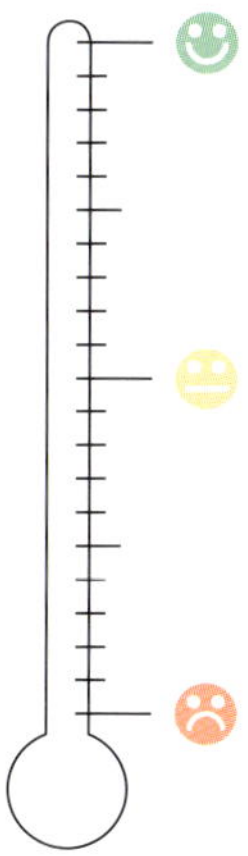

Motivations-Barometer

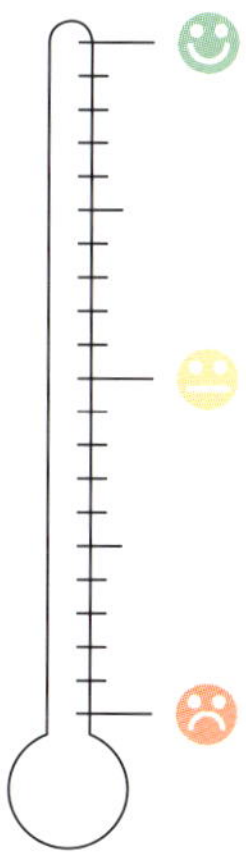

Zufriedenheits-Barometer

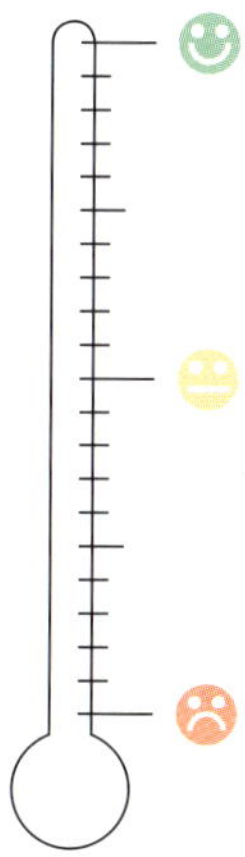

Stimmungs-Barometer

schlank ohne Diät Tages-Protokoll

Datum: ____________________

Essen

Zeit	Speisen und Getränke	Fett in g	kcal	Anmerkung
Heute ging es mir: ☺ 😐 ☹				

Bewegung

Körperliche Aktivität / Sportart / Training	Ø Puls	Dauer	kcal	Anmerkung
Heute ging es mir: ☺ 😐 ☹				

Nahrungsenergiewert	–	Bewegungsenergiewert	=	**Tagesenergiewert**

schlank ohne Diät

Tages-Protokoll

Datum: ______________________

Zeit	Speisen und Getränke	Fett in g	kcal	Anmerkung	Essen
Heute ging es mir:					

Körperliche Aktivität / Sportart / Training	Ø Puls	Dauer	kcal	Anmerkung	Bewegung
Heute ging es mir:					

Nahrungsenergiewert	–	Bewegungsenergiewert	=	**Tagesenergiewert**

schlank ohne Diät

Tages-Protokoll

Datum: ____________

Essen

Zeit	Speisen und Getränke	Fett in g	kcal	Anmerkung
Heute ging es mir:				

Bewegung

Körperliche Aktivität / Sportart / Training	Ø Puls	Dauer	kcal	Anmerkung
Heute ging es mir:				

Nahrungsenergiewert	–	Bewegungsenergiewert	=	**Tagesenergiewert**

schlank ohne Diät

Tages-Protokoll

Datum: ______________

Essen

Zeit	Speisen und Getränke	Fett in g	kcal	Anmerkung
Heute ging es mir:				

Bewegung

Körperliche Aktivität / Sportart / Training	Ø Puls	Dauer	kcal	Anmerkung
Heute ging es mir:				

Nahrungsenergiewert	–	Bewegungsenergiewert	=	**Tagesenergiewert**

Tages-Protokoll

Datum: ______________

Essen

Zeit	Speisen und Getränke	Fett in g	kcal	Anmerkung
Heute ging es mir:				

Bewegung

Körperliche Aktivität / Sportart / Training	Ø Puls	Dauer	kcal	Anmerkung
Heute ging es mir:				

Nahrungsenergiewert	–	Bewegungsenergiewert	=	**Tagesenergiewert**

schlank ohne Diät

Tages-Protokoll

Datum: ____________________

Essen

Zeit	Speisen und Getränke	Fett in g	kcal	Anmerkung
Heute ging es mir:				

Bewegung

Körperliche Aktivität / Sportart / Training	Ø Puls	Dauer	kcal	Anmerkung
Heute ging es mir:				

Nahrungsenergiewert	–	Bewegungsenergiewert	=	**Tagesenergiewert**

schlank ohne Diät

Tages-Protokoll

Datum: ____________________

Essen

Zeit	Speisen und Getränke	Fett in g	kcal	Anmerkung
Heute ging es mir:				

Bewegung

Körperliche Aktivität / Sportart / Training	Ø Puls	Dauer	kcal	Anmerkung
Heute ging es mir:				

Nahrungsenergiewert	–	Bewegungsenergiewert	=	**Tagesenergiewert**

Wochen-Protokoll

Woche: ____________

	Nahrungs-energiewert	Fett in g		Bewegungsart	Ø Puls	Dauer	Bewegungs-energiewert		Tages-energiewert
1. Tag			☺ 😐 ☹					☺ 😐 ☹	
2. Tag			☺ 😐 ☹					☺ 😐 ☹	
3. Tag			☺ 😐 ☹					☺ 😐 ☹	
4. Tag			☺ 😐 ☹					☺ 😐 ☹	
5. Tag			☺ 😐 ☹					☺ 😐 ☹	
6. Tag			☺ 😐 ☹					☺ 😐 ☹	
7. Tag			☺ 😐 ☹					☺ 😐 ☹	
Summe									

Wochenanfang		
Körper-gewicht	Körper-fett	Bauch-umfang

Wochenende		
Körper-gewicht	Körper-fett	Bauch-umfang

Differenz		
Körper-gewicht	Körper-fett	Bauch-umfang

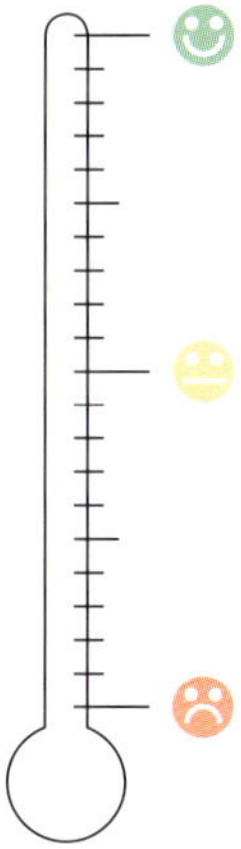

Motivations-Barometer

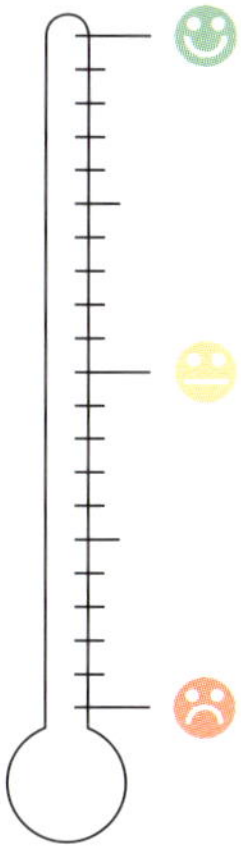

Zufriedenheits-Barometer

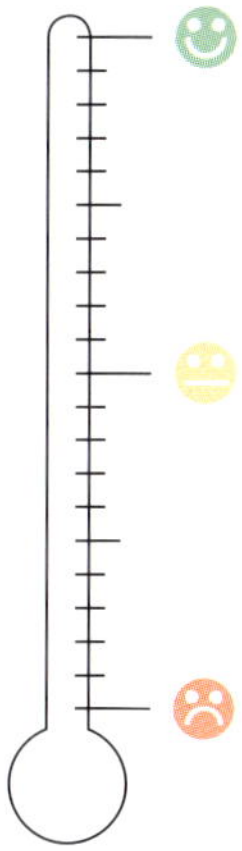

Stimmungs-Barometer

schlank ohne Diät

Ernährungs-Check

Der Ernährungs-Check dient zur Überprüfung, ob Sie sich richtig ernähren. Die Checkliste gilt für eine Woche. Spezielle Diätvorschriften müssen individuell berücksichtigt werden. Haken Sie täglich ab, was Sie bereits gegessen haben, am Ende der Woche sollte in den grünen Feldern kein Kreis frei sein. Ein Kreis entspricht einer Portion.

Lebensmittelgruppe	1 Portion entspricht	Portionen						
		1. Tag	2. Tag	3. Tag	4. Tag	5. Tag	6. Tag	7. Tag
Flüssigkeit	1/4 Liter vorzugsweise Wasser, Mineralwasser, ungesüßter Tee	○○ ○○ ○○ ○○	○○ ○○ ○○ ○○	○○ ○○ ○○ ○○	○○ ○○ ○○ ○○	○○ ○○ ○○ ○○	○○ ○○ ○○ ○○	○○ ○○ ○○ ○○
Getreide und Getreideprodukte	30 g Brot (Vollkorn) 30 g Getreideflocken 125 g Nudeln, Reis, diverses Getreide (gekocht)	○ ○ ○ ○ ○	○ ○ ○ ○ ○	○ ○ ○ ○ ○	○ ○ ○ ○ ○	○ ○ ○ ○ ○	○ ○ ○ ○ ○	○ ○ ○ ○ ○
Gemüse und Obst	Gemüse: 125 g rohes oder gekochtes Gemüse Obst: z. B. 1 mittelgroßer Apfel, 125 g Erdbeeren	○ ○ ○ ○ ○	○ ○ ○ ○ ○	○ ○ ○ ○ ○	○ ○ ○ ○ ○	○ ○ ○ ○ ○	○ ○ ○ ○ ○	○ ○ ○ ○ ○
Milch und Milchprodukte (fettarm)	50 g Käse 100 g Topfen/Quark 1/4 l Milch oder Milchprodukte	○ ○	○ ○	○ ○	○ ○	○ ○	○ ○	○ ○
Nüsse, Samen, pflanzliche Öle	10 g	○	○	○	○	○	○	○
Hülsenfrüchte und Soja	125 g gekochte Hülsenfrüchte, 100 g Tofu oder 1/4 l Sojamilch	○ ○ ○ ○						
Fleisch und Wurstwaren	100 g Fleisch (mager) oder Geflügel (ohne Haut) oder Wurst	maximal ○ ○ ○						
Ei	1 Stück	maximal ○ ○ ○						
Fisch	100 g	mindestens ○ ○						

Gymnastik begleitend zur Gewichtsreduktion

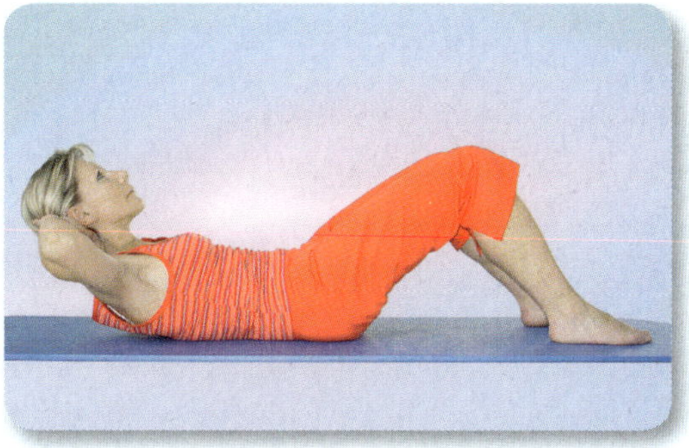

Rückenlage: Beine hüftbreit aufgestellt

1. Kopf in die Hände legen – Lendenwirbelsäule fixieren – Beckenboden-, Bauch- und Gesäßmuskulatur anspannen + Spannung halten – Schultergürtel mit Armen und Kopf heben und senken – Blickrichtung = Decke – danach ablegen und Spannung lösen, 6- bis 12-mal

Wirkung: Bauchmuskelkräftigung

zusätzlich: Beckenboden- und Gesäßmuskulatur

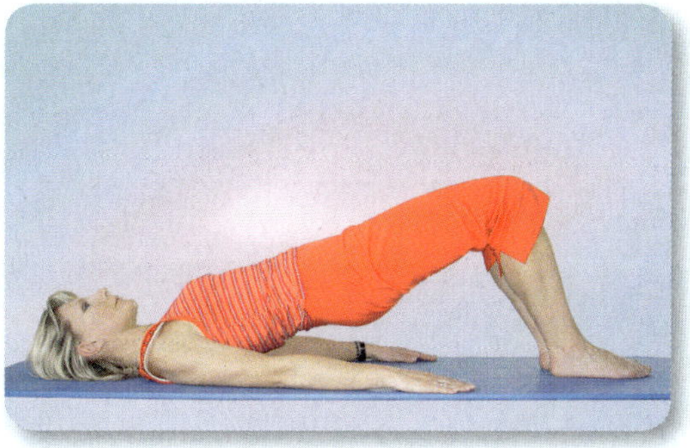

2. Arme gestreckt neben dem Körper – Gesäßmuskulatur anspannen – Becken heben und wieder senken – Spannung lösen, 6- bis 12-mal

Wirkung: Gesäßmuskelkräftigung

zusätzlich: Mobilisation der Lendenwirbelsäule und der Brustwirbelsäule

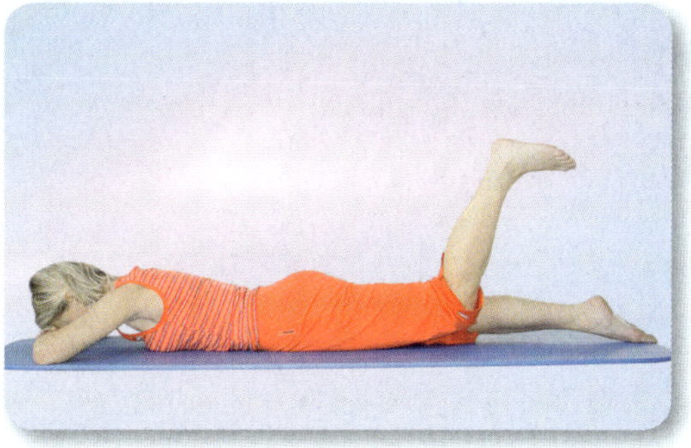

Bauchlage:

3. Hände übereinander – Stirn auf Hände – Beine gestreckt – ein Bein 90° anwinkeln – heben und wieder senken, 6- bis 12-mal – Bein wechseln (Becken bleibt am Boden)

Wirkung: Gesäßmuskelkräftigung

Tipp:

Die Atmung sollte während der Bewegungsausführung fließend sein!

schlank ohne Diät

Tages-Protokoll

Datum: ____________________

Essen

Zeit	Speisen und Getränke	Fett in g	kcal	Anmerkung
Heute ging es mir: ☺ 😐 ☹				

Bewegung

Körperliche Aktivität / Sportart / Training	Ø Puls	Dauer	kcal	Anmerkung
Heute ging es mir: ☺ 😐 ☹				

Nahrungsenergiewert	–	Bewegungsenergiewert	=	**Tagesenergiewert**

schlank ohne Diät

Tages-Protokoll

Datum: ______________________

Zeit	Speisen und Getränke	Fett in g	kcal	Anmerkung	Essen
Heute ging es mir:					

Körperliche Aktivität / Sportart / Training	Ø Puls	Dauer	kcal	Anmerkung	Bewegung
Heute ging es mir:					

Nahrungsenergiewert	–	Bewegungsenergiewert	=	**Tagesenergiewert**

schlank ohne Diät

Tages-Protokoll

Datum: ____________________

Essen	Zeit	Speisen und Getränke	Fett in g	kcal	Anmerkung
	Heute ging es mir:				

Bewegung	Körperliche Aktivität / Sportart / Training	Ø Puls	Dauer	kcal	Anmerkung
	Heute ging es mir:				

Nahrungsenergiewert	–	Bewegungsenergiewert	=	**Tagesenergiewert**

schlank ohne Diät Tages-Protokoll

Datum: ____________________

Zeit	Speisen und Getränke	Fett in g	kcal	Anmerkung	Essen
Heute ging es mir: ☺ 😐 ☹					

Körperliche Aktivität / Sportart / Training	Ø Puls	Dauer	kcal	Anmerkung	Bewegung
Heute ging es mir: ☺ 😐 ☹					

Nahrungsenergiewert	–	Bewegungsenergiewert	=	**Tagesenergiewert**

schlank ohne Diät Tages-Protokoll

Datum: ____________________

Essen

Zeit	Speisen und Getränke	Fett in g	kcal	Anmerkung
Heute ging es mir:				

Bewegung

Körperliche Aktivität / Sportart / Training	Ø Puls	Dauer	kcal	Anmerkung
Heute ging es mir:				

Nahrungsenergiewert		Bewegungsenergiewert		**Tagesenergiewert**
	–		=	

schlank ohne Diät

Tages-Protokoll

Datum: ______________________

Essen

Zeit	Speisen und Getränke	Fett in g	kcal	Anmerkung
Heute ging es mir:				

Bewegung

Körperliche Aktivität / Sportart / Training	Ø Puls	Dauer	kcal	Anmerkung
Heute ging es mir:				

Nahrungsenergiewert	–	Bewegungsenergiewert	=	**Tagesenergiewert**

Tages-Protokoll

Datum: ____________________

Essen	Zeit	Speisen und Getränke	Fett in g	kcal	Anmerkung
	Heute ging es mir:				

Bewegung	Körperliche Aktivität / Sportart / Training	Ø Puls	Dauer	kcal	Anmerkung
	Heute ging es mir:				

Nahrungsenergiewert	–	Bewegungsenergiewert	=	**Tagesenergiewert**

schlank ohne Diät

Wochen-Protokoll

Woche: ______________

	Nahrungs-energiewert	Fett in g		Bewegungsart	Ø Puls	Dauer	Bewegungs-energiewert		Tages-energiewert
1. Tag									
2. Tag									
3. Tag									
4. Tag									
5. Tag									
6. Tag									
7. Tag									
Summe									

Wochenanfang		
Körper-gewicht	Körper-fett	Bauch-umfang

Wochenende		
Körper-gewicht	Körper-fett	Bauch-umfang

Differenz		
Körper-gewicht	Körper-fett	Bauch-umfang

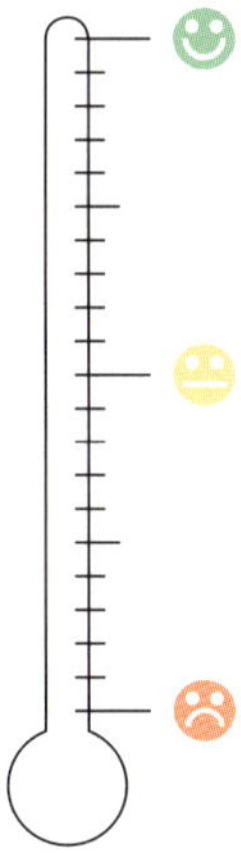

Motivations-Barometer

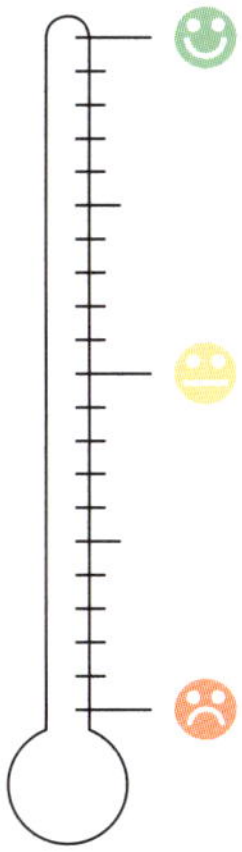

Zufriedenheits-Barometer

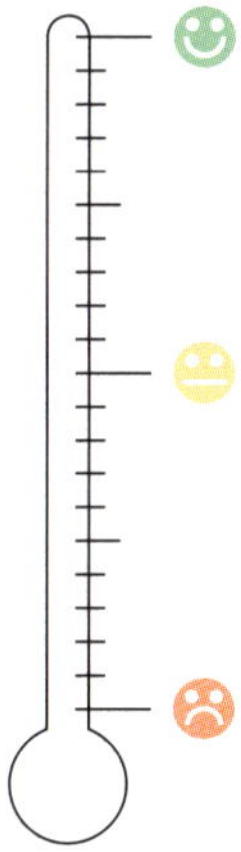

Stimmungs-Barometer

Himbeer-Mohn-Torte

Durchmesser: 16 cm, 6 Stück

Originalrezept	Modifiziertes Rezept
Rührmasse:	**Biskuit:**
50 g Margarine	2 Eier
60 g Zucker	1 EL heißes Wasser
½ Pkg. Vanillezucker	40 g Zucker
2 Eier	50 g Mehl
60 ml Milch	1 TL Backpulver
50 g geriebener Mohn	65 g gemahlener Mohn
75 g Mehl	
1 TL Backpulver	
Creme:	**Creme:**
250 g Schlagsahne	3 Blatt Gelatine
250 g Topfen (Quark), 40 % Fett	250 g Magerjogurt
70 g Zucker	1 EL Zitronensaft
	35 g Zucker
	100 g Magertopfen (-quark)
	ein Schuss prickelndes Mineralwasser
Himbeermasse:	**Himbeermasse:**
1 Blatt Gelatine	1 Blatt Gelatine
75 g Himbeeren	75 g Himbeeren
12 g Zucker	
Tortenring	Tortenring

Zubereitung:

Biskuit: Backrohr auf 160 °C vorheizen. Eier und Wasser am besten in der Küchenmaschine 5 Minuten lang schaumig schlagen. Danach Zucker einstreuen und 2 Minuten weiterschlagen. Mehl mit Backpulver mischen und gemeinsam mit dem Mohn vorsichtig unter den Eischaum rühren. Ein Backblech mit Backpapier auslegen, gefetteten Tortenring (16 cm) darauf stellen. Die Masse in den Tortenring füllen und im vorgeheizten Rohr ca. 20 Minuten backen. Biskuit auskühlen lassen und aus der Form lösen.

Creme: Gelatine in Wasser einweichen, ausdrücken, in ganz wenig Wasser vorsichtig erwärmen und vollständig auflösen. Jogurt mit Zitronensaft und Zucker verrühren, mit der aufgelösten Gelatine vermischen. Magertopfen und Mineralwasser mit einer Gabel glatt rühren und unter die Jogurtmasse mischen. Biskuitboden auf eine Tortenplatte legen, Tortenring darüber stülpen. Creme auf dem Tortenboden verteilen. Die Torte ca. 4 Stunden lang kalt stellen.

Himbeermasse: Gelatine in Wasser einweichen, in ganz wenig warmem Wasser auflösen. Himbeeren ganz fein passieren, Gelatine einrühren. Die Himbeermasse auf der Cremeschicht verteilen und die Torte für weitere 2 Stunden kalt stellen.

Nährwerte:	Nährwerte:
451 kcal	200 kcal
9,3 g Fett	9,9 g Eiweiß
29,5 g Fett	7,4 g Fett
37,2 g Kohlenhydrate	22,6 g Kohlenhydrate

Differenz: 251 kcal, 22,1 g Fett

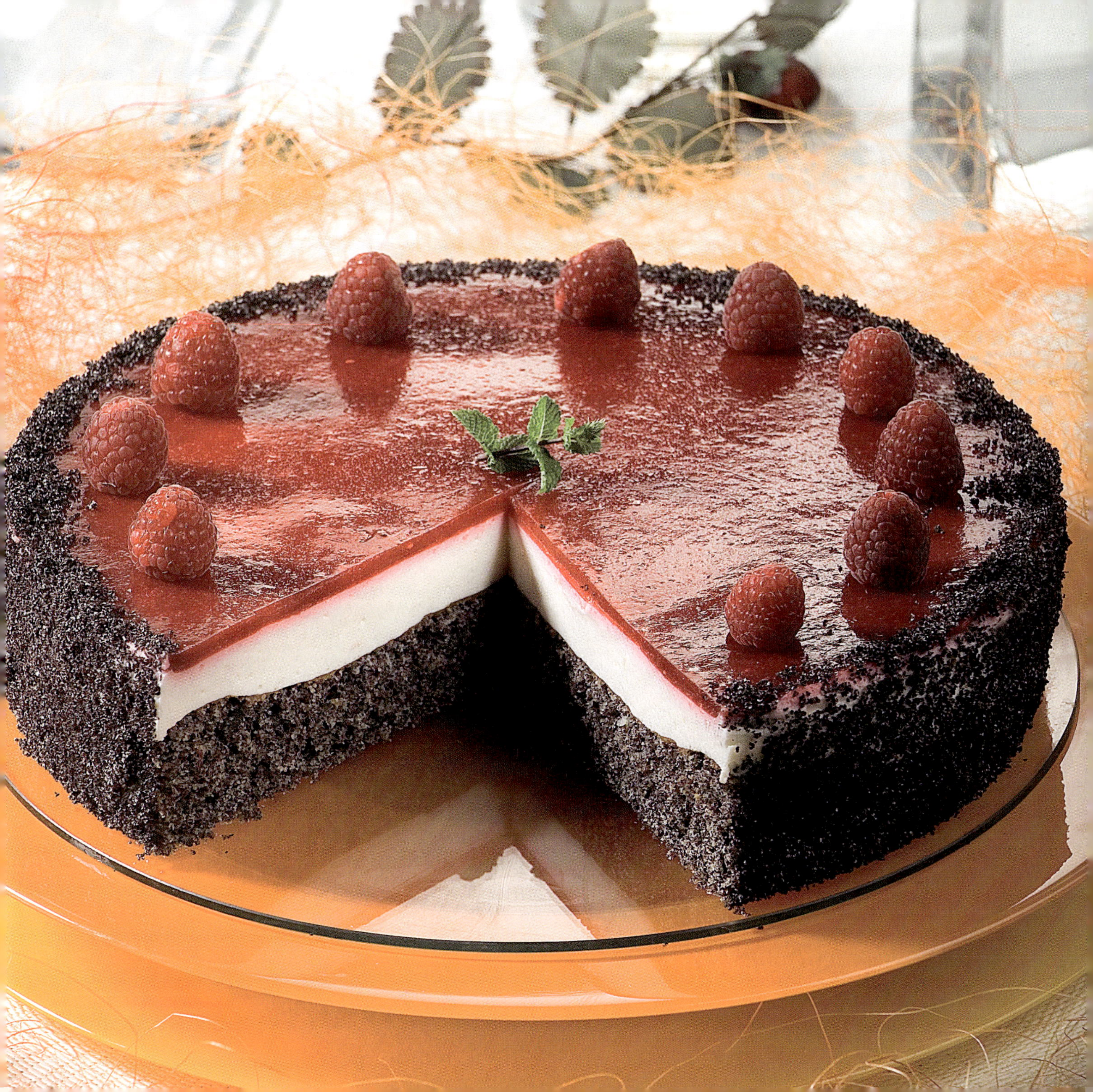

schlank ohne Diät

Tages-Protokoll

Datum: ______________

Essen

Zeit	Speisen und Getränke	Fett in g	kcal	Anmerkung
Heute ging es mir:				

Bewegung

Körperliche Aktivität / Sportart / Training	Ø Puls	Dauer	kcal	Anmerkung
Heute ging es mir:				

Nahrungsenergiewert	–	Bewegungsenergiewert	=	**Tagesenergiewert**

schlank ohne Diät

Tages-Protokoll

Datum: ____________________

Zeit	Speisen und Getränke	Fett in g	kcal	Anmerkung
Heute ging es mir:				

Essen

Körperliche Aktivität / Sportart / Training	Ø Puls	Dauer	kcal	Anmerkung
Heute ging es mir:				

Bewegung

Nahrungsenergiewert	–	Bewegungsenergiewert	=	**Tagesenergiewert**

schlank ohne Diät

Tages-Protokoll

Datum: ____________________

Essen

Zeit	Speisen und Getränke	Fett in g	kcal	Anmerkung
Heute ging es mir:				

Bewegung

Körperliche Aktivität / Sportart / Training	Ø Puls	Dauer	kcal	Anmerkung
Heute ging es mir:				

Nahrungsenergiewert	–	Bewegungsenergiewert	=	**Tagesenergiewert**

schlank ohne Diät Tages-Protokoll

Datum: ____________________

Zeit	Speisen und Getränke	Fett in g	kcal	Anmerkung	Essen
Heute ging es mir: ☺ 😐 ☹					

Körperliche Aktivität / Sportart / Training	Ø Puls	Dauer	kcal	Anmerkung	Bewegung
Heute ging es mir: ☺ 😐 ☹					

Nahrungsenergiewert	–	Bewegungsenergiewert	=	**Tagesenergiewert**

schlank ohne Diät

Tages-Protokoll

Datum: ____________

	Zeit	Speisen und Getränke	Fett in g	kcal	Anmerkung
Essen					
	Heute ging es mir:				

	Körperliche Aktivität / Sportart / Training	Ø Puls	Dauer	kcal	Anmerkung
Bewegung					
	Heute ging es mir:				

Nahrungsenergiewert	–	Bewegungsenergiewert	=	**Tagesenergiewert**

schlank ohne Diät

Tages-Protokoll

Datum: ____________________

Zeit	Speisen und Getränke	Fett in g	kcal	Anmerkung	Essen
Heute ging es mir: ☺ 😐 ☹					

Körperliche Aktivität / Sportart / Training	Ø Puls	Dauer	kcal	Anmerkung	Bewegung
Heute ging es mir: ☺ 😐 ☹					

Nahrungsenergiewert	–	Bewegungsenergiewert	=	**Tagesenergiewert**

Tages-Protokoll

Datum: ____________________

Essen	Zeit	Speisen und Getränke	Fett in g	kcal	Anmerkung
	Heute ging es mir:				

Bewegung	Körperliche Aktivität / Sportart / Training	Ø Puls	Dauer	kcal	Anmerkung
	Heute ging es mir:				

Nahrungsenergiewert	–	Bewegungsenergiewert	=	**Tagesenergiewert**

Wochen-Protokoll

Woche: ____________________

	Nahrungs-energiewert	Fett in g		Bewegungsart	Ø Puls	Dauer	Bewegungs-energiewert		Tages-energiewert
1. Tag									
2. Tag									
3. Tag									
4. Tag									
5. Tag									
6. Tag									
7. Tag									
Summe									

Wochenanfang		
Körper-gewicht	Körper-fett	Bauch-umfang

Wochenende		
Körper-gewicht	Körper-fett	Bauch-umfang

Differenz		
Körper-gewicht	Körper-fett	Bauch-umfang

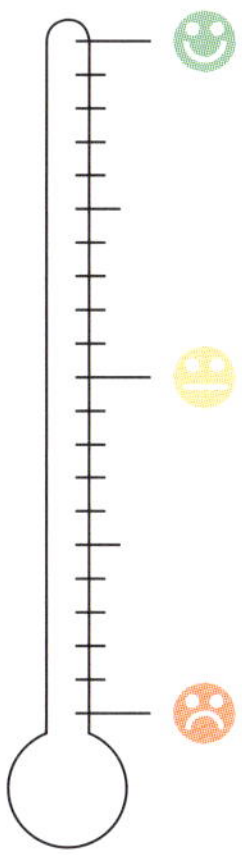

Motivations-Barometer

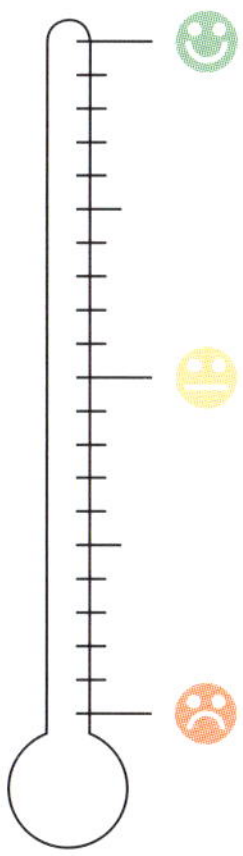

Zufriedenheits-Barometer

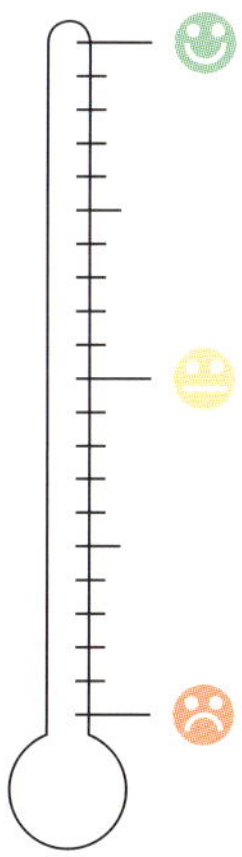

Stimmungs-Barometer

schlank ohne Diät Fitness-Bilanz

Vergleichen Sie Ihre Fitness-Bilanz heute mit Ihren Angaben auf den Seiten 18 und 19.

1. Schritt der Fitness-Bilanz:

Aktivitäten-Abschätzung

Wenn Sie Ihre körperliche Aktivität mit der Gleichaltriger vergleichen, wie würden Sie das Maß im Durchschnitt beurteilen?

- ❍ körperlich sehr wenig aktiv
- ❍ körperlich wenig aktiv
- ❍ mittleres Maß an körperlicher Aktivität
- ❍ körperlich hoch aktiv
- ❍ körperlich sehr hoch aktiv

2. Schritt der Fitness-Bilanz:

Aktivitäten-Erhebung

Beantworten Sie die Fragen der folgenden Abschnitte. Schätzen Sie Zeitumfänge, Einheitenanzahlen und Fähigkeiten ab. Feilschen Sie nicht um Nuancen, es geht um eine Orientierung und um eine grobe Einordnung.

Fragebogen zur Erhebung der Aktivitäten für Ihre Fitness

1. Wie würden Sie Ihre Arbeit beschreiben?

- ❍ vorwiegend sitzend .... 0 Punkte
- ❍ leichte körperliche Aktivitäten .... 5 Punkte
- ❍ mittlere körperliche Aktivitäten .... 10 Punkte
- ❍ schwere körperliche Aktivitäten .... 15 Punkte

Punkte: ☐

2. Wie bewältigen Sie Ihren Weg zur Arbeit? (Mehrfachangaben möglich)

- ❍ mit dem Auto .... 0 Punkte
- ❍ und/oder mit öffentlichen Verkehrsmitteln .... 3 Punkte
- ❍ und/oder zu Fuß .... 6 Punkte
- ❍ und/oder mit dem Rad .... 9 Punkte

Punkte: ☐

3. Körperliche Aktivitäten im Alltag ohne Sport

- ❍ vorwiegend sitzend .... 0 Punkte
- ❍ leichte körperliche Aktivitäten (z.B.: Einkaufen, Kochen, ...) .. 5 Punkte
- ❍ mittlere körperliche Aktivitäten (z.B.: Aufräumen, ...)............ 10 Punkte
- ❍ schwere körperliche Aktivitäten (z.B.: Treppensteigen, ...)...... 15 Punkte

Punkte: ☐

4. Nutzen Sie „Bewegungschancen" im Alltag wie z. B. Stiegensteigen statt Aufzug- oder Rolltreppenfahren, Einkaufen mit dem Rad oder zu Fuß anstatt mit dem Auto, Besprechungen im Spazierengehen anstatt im Sitzen, Dehnen während des Telefonierens, Kräftigen während des Wartens auf Termine, Balancieren auf Gehsteigkanten, kleine Spiele mit Kindern, Gehen des letzten Straßenbahnabschnittes, ...

- ❍ nie .... 0 Punkte
- ❍ sehr wenig (1 – 3 Bewegungschancen pro Tag) .... 5 Punkte
- ❍ wenig (4 – 6 Bewegungschancen pro Tag) .... 10 Punkte
- ❍ viele (7 – 9 Bewegungschancen pro Tag).................... 15 Punkte
- ❍ sehr viele (10 und mehr Bewegungschancen pro Tag) .... 20 Punkte

Punkte: ☐

5. Mit welchem **Belastungsumfang** betreiben Sie in einer typischen Woche eine fitness-orientierte **Individualsportart** wie z. B. Walking, Jogging, Straßenradfahren, Mountainbiken, Schwimmen, Inlineskaten u. Ä.

- ❍ nie .... 0 Punkte
- ❍ 0 bis 1 Stunde .... 5 Punkte
- ❍ 1 bis 2 Stunden .... 10 Punkte
- ❍ 2 bis 3 Stunden .... 15 Punkte
- ❍ 3 und mehr Stunden .... 20 Punkte

Punkte: ☐

6. Mit welchem **Belastungsumfang** betreiben Sie in einer typischen Woche eine fitnessorientierte **Spielsportart** wie z. B. Tennis, Badminton, Squash, Fußball, Basketball, Handball, Volleyball, Wasserball, Ultimate-Freesbee u. Ä.

- ❍ nie .... 0 Punkte
- ❍ 0 bis 1 Stunde .... 5 Punkte
- ❍ 1 bis 2 Stunden .... 10 Punkte
- ❍ 2 bis 3 Stunden .... 15 Punkte
- ❍ 3 und mehr Stunden .... 20 Punkte

Punkte: ☐

7. Mit welchem **Belastungsumfang** betreiben Sie in einer typischen Woche eine fitnessorientierte **Trainingsform** wie z. B. Krafttraining mit und ohne Geräte, Stretching, Aerobic in allen Varianten u. Ä.

- ❍ nie .... 0 Punkte
- ❍ 0 bis 1 Stunde .... 5 Punkte
- ❍ 1 bis 2 Stunden .... 10 Punkte
- ❍ 2 bis 3 Stunden .... 15 Punkte
- ❍ 3 und mehr Stunden .... 20 Punkte

Punkte: ☐

8. Wie steht es mit Ihrem Körpergewicht und mit Ihrer Körperkomposition? Berechnen Sie Ihren Body-Mass-Index (BMI) und geben Sie sich die entsprechenden Punkte. Body-Mass-Index (BMI) = Körpergewicht (kg) : (Körpergröße (m))^2.
Beispiel für einen 70 kg schweren und 175 cm großen Mann: BMI = 70 : $1{,}75^2$ = 70 : 3,0625 = 22,86

Frauen	**Männer**	
❍ unter 18	unter 18	0 Punkte
❍ 18 – 20	18 – 22	10 Punkte
❍ 20 – 23	22 – 24	20 Punkte
❍ 23 – 30	24 – 30	10 Punkte
❍ über 30	über 30	0 Punkte

Punkte: ☐

Auswertung des Aktivitäten-Fragebogens		
Punkte	Aktivität	Fitness
Bis 25 Punkte	Sehr wenig aktiv	Mangelhaft
26 bis 50 Punkte	Wenig aktiv	Genügend
51 bis 75 Punkte	Mittelaktiv	Zufriedenstellend
76 bis 100 Punkte	Hoch aktiv	Gut
Über 100 Punkte	Sehr hoch aktiv	Sehr gut

Summe: ☐

schlank ohne Diät

Wochen-Protokoll

Woche: ____________

	Speisen und Getränke	Nahrungs-energiewert	Fett in g	
1. Tag				☺ 😐 ☹
2. Tag				☺ 😐 ☹
3. Tag				☺ 😐 ☹
4. Tag				☺ 😐 ☹
5. Tag				☺ 😐 ☹
6. Tag				☺ 😐 ☹
7. Tag				☺ 😐 ☹
Summe				

Wochenanfang		
Körper-gewicht	Körper-fett	Bauch-umfang

Wochenende		
Körper-gewicht	Körper-fett	Bauch-umfang

Differenz		
Körper-gewicht	Körper-fett	Bauch-umfang

Bemerkungen

Bewegungsart	Ø Puls	Dauer	Bewegungs-energiewert		Tages-energiewert

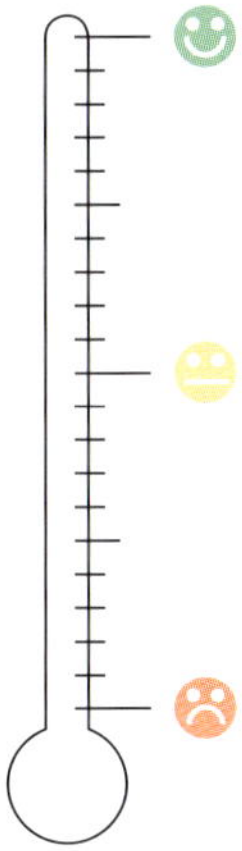

Motivations-Barometer

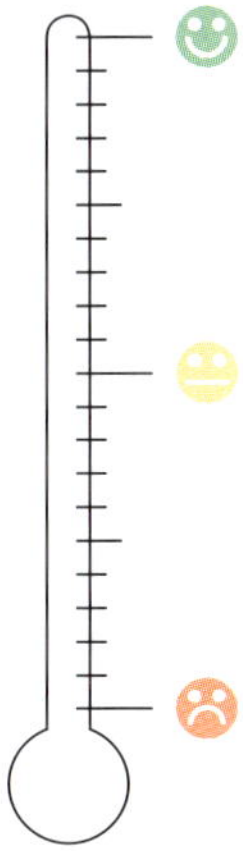

Zufriedenheits-Barometer

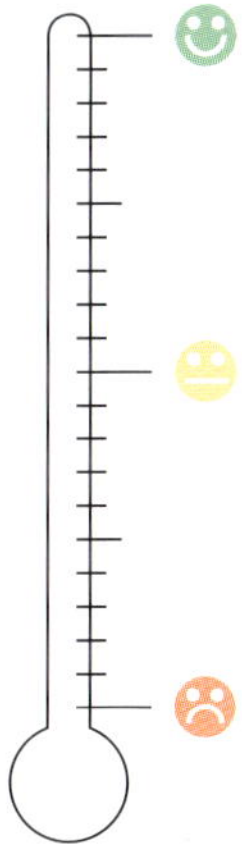

Stimmungs-Barometer

Wochen-Protokoll

Woche: ____________

	Speisen und Getränke	Nahrungs-energiewert	Fett in g	
1. Tag				
2. Tag				
3. Tag				
4. Tag				
5. Tag				
6. Tag				
7. Tag				
Summe				

Wochenanfang		
Körper-gewicht	Körper-fett	Bauch-umfang

Wochenende		
Körper-gewicht	Körper-fett	Bauch-umfang

Differenz		
Körper-gewicht	Körper-fett	Bauch-umfang

Bemerkungen

Bewegungsart	Ø Puls	Dauer	Bewegungs-energiewert		Tages-energiewert

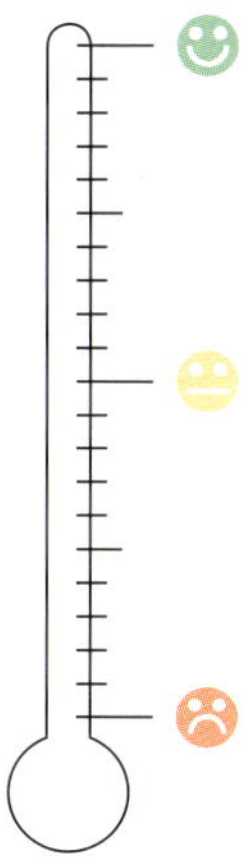

Motivations-Barometer

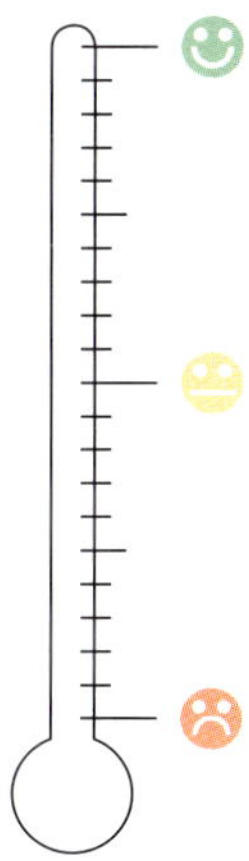

Zufriedenheits-Barometer

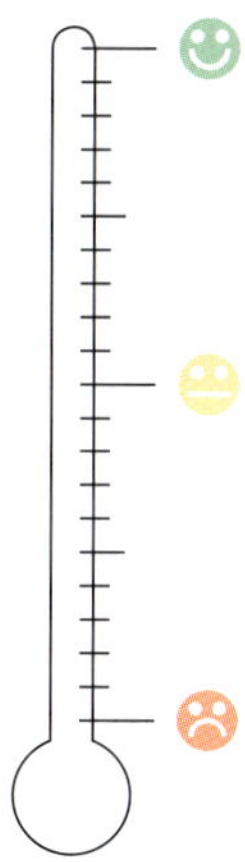

Stimmungs-Barometer

schlank ohne Diät Wochen-Protokoll

Woche: ____________

	Speisen und Getränke	Nahrungs-energiewert	Fett in g	
1. Tag				☺ 😐 ☹
2. Tag				☺ 😐 ☹
3. Tag				☺ 😐 ☹
4. Tag				☺ 😐 ☹
5. Tag				☺ 😐 ☹
6. Tag				☺ 😐 ☹
7. Tag				☺ 😐 ☹
Summe				

Wochenanfang		
Körper-gewicht	Körper-fett	Bauch-umfang

Wochenende		
Körper-gewicht	Körper-fett	Bauch-umfang

Differenz		
Körper-gewicht	Körper-fett	Bauch-umfang

Bemerkungen

Bewegungsart	Ø Puls	Dauer	Bewegungs-energiewert		Tages-energiewert
				☺ 😐 ☹	
				☺ 😐 ☹	
				☺ 😐 ☹	
				☺ 😐 ☹	
				☺ 😐 ☹	
				☺ 😐 ☹	
				☺ 😐 ☹	

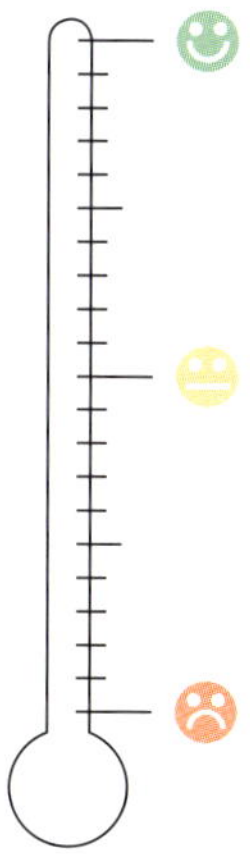

Motivations-Barometer

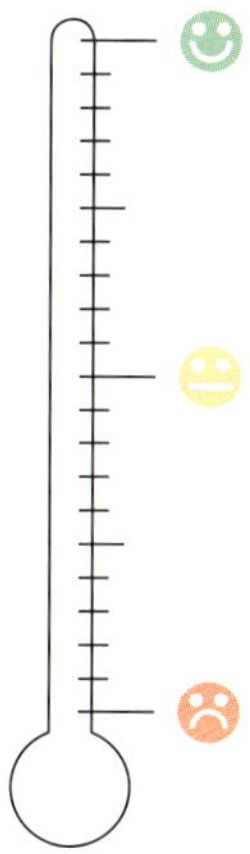

Zufriedenheits-Barometer

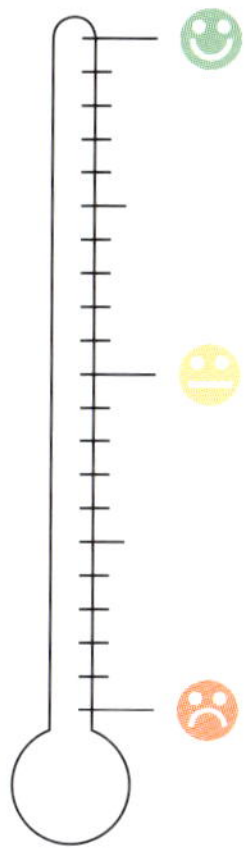

Stimmungs-Barometer

schlank ohne Diät Wochen-Protokoll

Woche: ____________

	Speisen und Getränke	Nahrungs-energiewert	Fett in g	
1. Tag				
2. Tag				
3. Tag				
4. Tag				
5. Tag				
6. Tag				
7. Tag				
Summe				

Wochenanfang		
Körper-gewicht	Körper-fett	Bauch-umfang

Wochenende		
Körper-gewicht	Körper-fett	Bauch-umfang

Differenz		
Körper-gewicht	Körper-fett	Bauch-umfang

Bemerkungen

Bewegungsart	Ø Puls	Dauer	Bewegungs-energiewert		Tages-energiewert

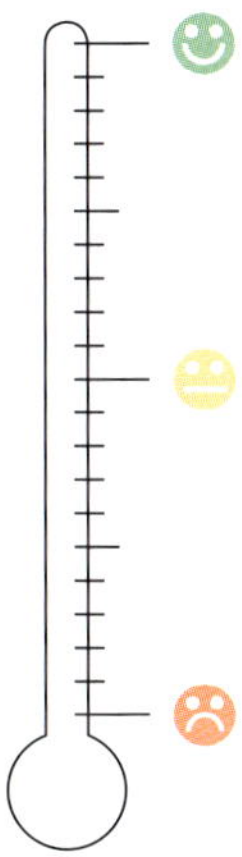

Motivations-Barometer

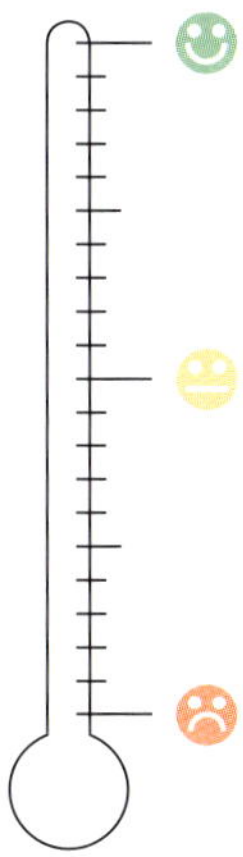

Zufriedenheits-Barometer

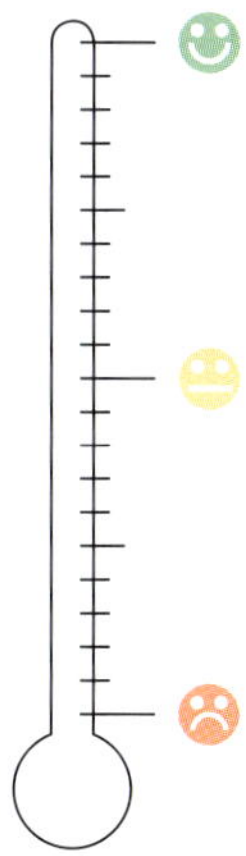

Stimmungs-Barometer

Wochen-Protokoll

Woche: ______________________

	Speisen und Getränke	Nahrungs-energiewert	Fett in g	
1. Tag				
2. Tag				
3. Tag				
4. Tag				
5. Tag				
6. Tag				
7. Tag				
Summe				

Wochenanfang		
Körper-gewicht	Körper-fett	Bauch-umfang

Wochenende		
Körper-gewicht	Körper-fett	Bauch-umfang

Differenz		
Körper-gewicht	Körper-fett	Bauch-umfang

Bemerkungen

Bewegungsart	Ø Puls	Dauer	Bewegungs-energiewert		Tages-energiewert

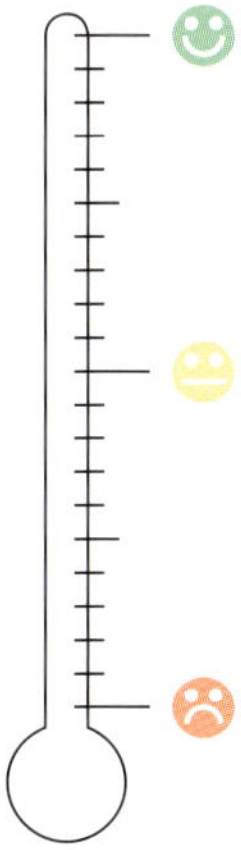

Motivations-Barometer

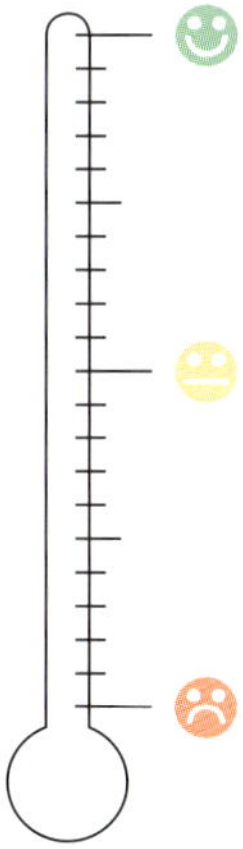

Zufriedenheits-Barometer

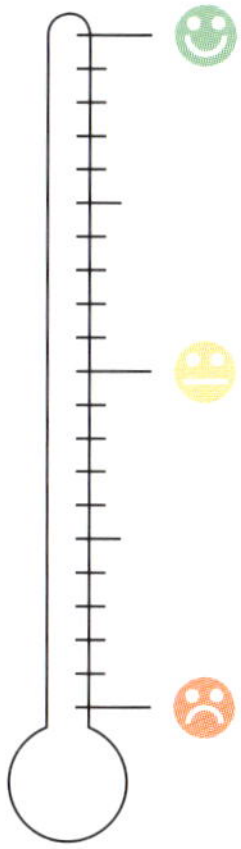

Stimmungs-Barometer

schlank ohne Diät Ernährungs-Check

Der Ernährungs-Check dient zur Überprüfung, ob Sie sich richtig ernähren. Die Checkliste gilt für eine Woche. Spezielle Diätvorschriften müssen individuell berücksichtigt werden. Haken Sie täglich ab, was Sie bereits gegessen haben, am Ende der Woche sollte in den grünen Feldern kein Kreis frei sein. Ein Kreis entspricht einer Portion.

Lebensmittel-gruppe	**1 Portion entspricht**	**Portionen**						
		1. Tag	**2. Tag**	**3. Tag**	**4. Tag**	**5. Tag**	**6. Tag**	**7. Tag**
Flüssigkeit	1/4 Liter vorzugsweise Wasser, Mineralwasser, ungesüßter Tee	❍❍ ❍❍ ❍❍ ❍❍	❍❍ ❍❍ ❍❍ ❍❍	❍❍ ❍❍ ❍❍ ❍❍	❍❍ ❍❍ ❍❍ ❍❍	❍❍ ❍❍ ❍❍ ❍❍	❍❍ ❍❍ ❍❍ ❍❍	❍❍ ❍❍ ❍❍ ❍❍
Getreide und Getreide-produkte	30 g Brot (Vollkorn) 30 g Getreideflocken 125 g Nudeln, Reis, diverses Getreide (gekocht)	❍ ❍ ❍ ❍ ❍	❍ ❍ ❍ ❍ ❍	❍ ❍ ❍ ❍ ❍	❍ ❍ ❍ ❍ ❍	❍ ❍ ❍ ❍ ❍	❍ ❍ ❍ ❍ ❍	❍ ❍ ❍ ❍ ❍
Gemüse und Obst	<u>Gemüse:</u> 125 g rohes oder gekochtes Gemüse <u>Obst:</u> z. B. 1 mittelgroßer Apfel, 125 g Erdbeeren	❍ ❍ ❍ ❍ ❍	❍ ❍ ❍ ❍ ❍	❍ ❍ ❍ ❍ ❍	❍ ❍ ❍ ❍ ❍	❍ ❍ ❍ ❍ ❍	❍ ❍ ❍ ❍ ❍	❍ ❍ ❍ ❍ ❍
Milch und Milchprodukte (fettarm)	50 g Käse 100 g Topfen/Quark 1/4 l Milch oder Milchprodukte	❍ ❍	❍ ❍	❍ ❍	❍ ❍	❍ ❍	❍ ❍	❍ ❍
Nüsse, Samen, pflanzliche Öle	10 g	❍	❍	❍	❍	❍	❍	❍
Hülsenfrüchte und Soja	125 g gekochte Hülsenfrüchte, 100 g Tofu oder 1/4 l Sojamilch	❍ ❍ ❍ ❍						
Fleisch und Wurstwaren	100 g Fleisch (mager) oder Geflügel (ohne Haut) oder Wurst	maximal ❍ ❍ ❍						
Ei	1 Stück	maximal ❍ ❍ ❍						
Fisch	100 g	mindestens ❍ ❍						

Gymnastik begleitend zur Gewichtsreduktion

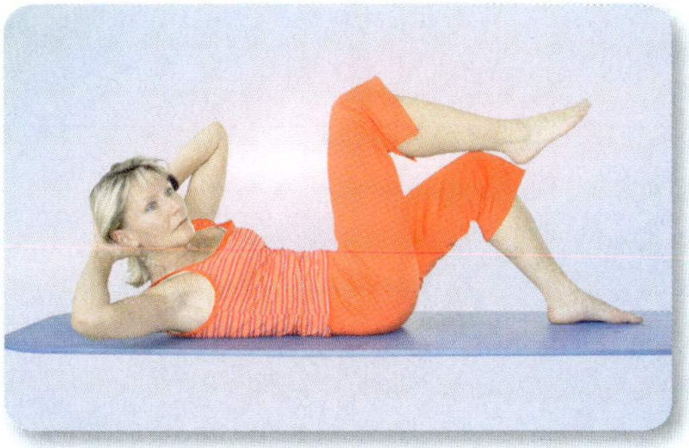

Rückenlage: Beine hüftbreit aufgestellt

1. Kopf in die Hände legen – Lendenwirbelsäule fixieren – Oberkörper anheben + drehen – diagonal dazu Bein anheben – Knie + Ellbogen „annähern" – senken – wechseln, 6-mal/Seite

Wirkung: Bauchmuskelkräftigung

zusätzlich: Verbesserung der Gelenkigkeit und der koordinativen Fähigkeiten

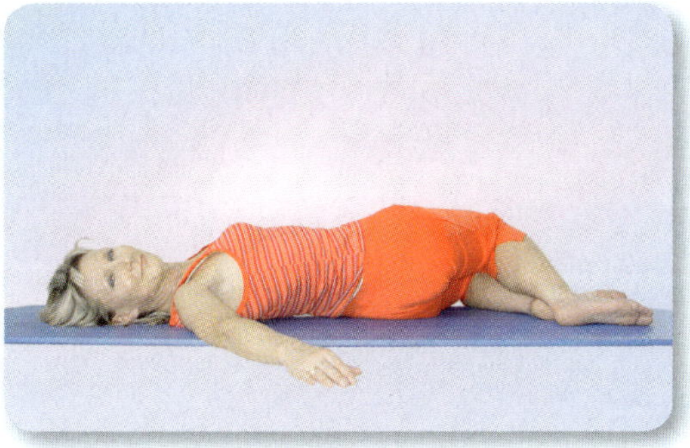

2. Arme gestreckt seitwärts neben Körper – Handflächen am Boden – Beine geschlossen aufgestellt – Beine rechts ablegen und gerade aufstellen – Beine links ablegen und gerade aufstellen, 6-mal/Seite (Schultern am Boden)

Wirkung: Taillenübung

zusätzlich: Mobilisation der Lendenwirbelsäule und der Brustwirbelsäule

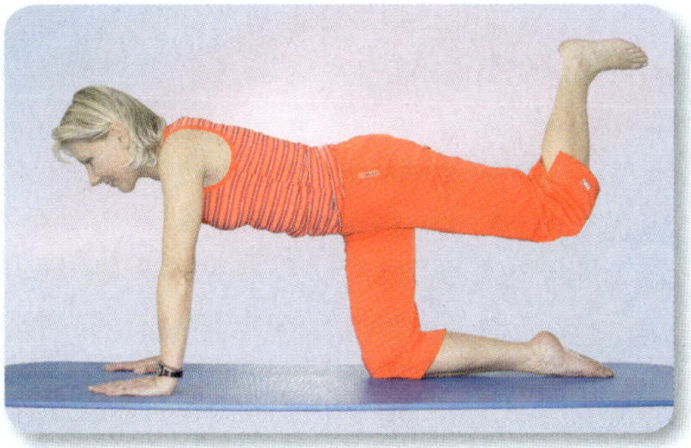

Vierfüßerstand:

3. Beine hüftbreit geöffnet – Hände unter den Schultergelenken abgestützt – ein Bein 90° anwinkeln – heben – + wieder senken, 6- bis 12-mal – Bein wechseln (gerader Rücken – stabiles Becken)

Wirkung: Gesäßmuskelkräftigung

zusätzlich: Stabilisation des Oberkörpers

schlank ohne Diät

Wochen-Protokoll

Woche: ____________________

	Speisen und Getränke	Nahrungsenergiewert	Fett in g	
1. Tag				
2. Tag				
3. Tag				
4. Tag				
5. Tag				
6. Tag				
7. Tag				
Summe				

Wochenanfang		
Körpergewicht	Körperfett	Bauchumfang

Wochenende		
Körpergewicht	Körperfett	Bauchumfang

Differenz		
Körpergewicht	Körperfett	Bauchumfang

Bemerkungen

Bewegungsart	Ø Puls	Dauer	Bewegungs-energiewert		Tages-energiewert

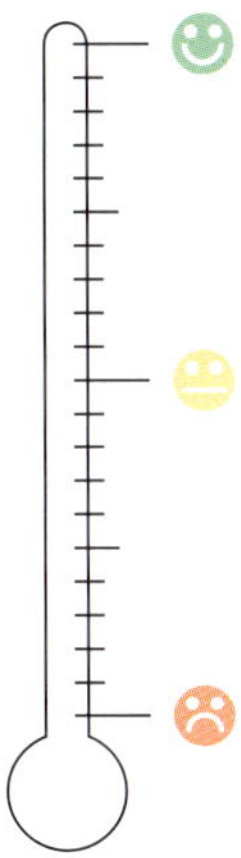

Motivations-Barometer

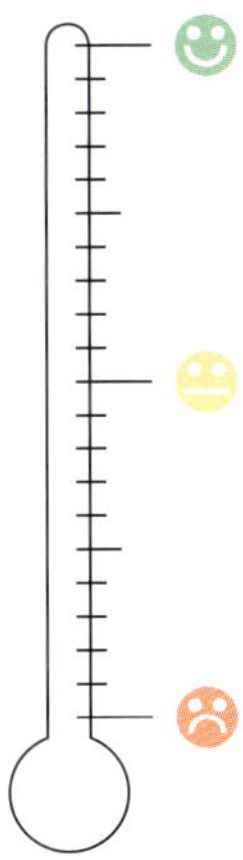

Zufriedenheits-Barometer

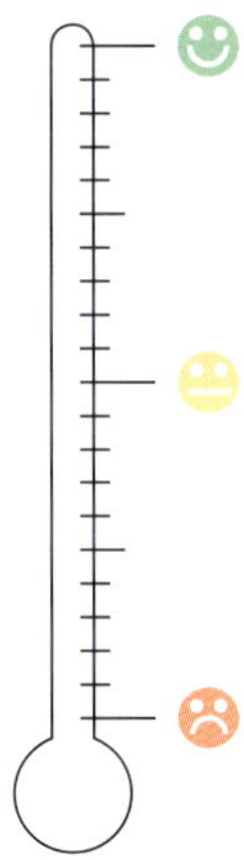

Stimmungs-Barometer

Auflösungen

Kalorien-Quiz (Seite 12/13)	
1 Tafel Schokolade (100 g)	540 kcal
1 Stk. Biskuitroulade + Konfitüre (40 g)	100 kcal
1 Krapfen (60 g)	240 kcal
1 Stk. Schwarzwälder-kirsch-Torte (125 g) + Sahne (55 g)	540 kcal
1 Portion Tiramisu (250 g)	600 kcal
1 Banane (150 g)	100 kcal
1 großer Apfel (200 g)	100 kcal
1 Leberkäse-Semmel	450 kcal
1 Döner Kebab	640 kcal
1 Port. Kartoffelsalat + Mayo (205 g)	400 kcal
1 Pkg. Chips (175 g)	970 kcal
1 Port. Pommes Frites (170 g)	350 kcal
Salamipizza (330 g)	740 kcal
1 Port. Spagetti Carbonara (215 g)	660 kcal
1 Port. Wiener Schnitzel (185 g)	450 kcal
1/8 l Wein	100 kcal
1/2 l Bier	200 kcal
1/4 l Limo	100 kcal

Fett-Quiz (Seite 24/25)	
100 g Salami	44 g
100 g Schinken gekocht	4 g
1 Currywurst (140 g)	40 g
1 Hamburger	10 g
1 Leberkäse-Semmel	27 g
1 Döner Kebab	37 g
1 Portion Wiener Schnitzel	25 g
1 Portion Pommes Frites (170 g)	25 g
1 Pkg. Kartoffelchips (175 g)	60 g
Erdnüsse geröstet (100 g)	50 g
1 Pkg. Popcorn (90 g)	20 g
1 Pkg. Salzstangerl (80 g)	3 g
1 Croissant (100 g)	35 g
10 Stk. schwarze Oliven	14 g
1 Stk. Avocado	53 g
1 Tafel Schokolade	22 g
1 Portion Tiramisu (250 g)	36 g
Nougat (25 g)	5 g

Zucker-Quiz (Seite 60/61)	
100 g getrocknete Marillen (Aprikosen)	7 1/2 Stk.
1 Portion Marmelade (25 g)	4 Stk.
Geleefrüchte (20 g)	2 Stk.
1 l Limonade	15 Stk.
1 l Orangensaft	11 Stk.
1 Dose Cola-Getränk (0,33 l)	9 Stk.
1 Topfengolatsche	6 Stk.
1 Krapfen (Berliner)	3 Stk.
1 Donat	6 Stk.
1 Butterkeks	1 Stk.
1 Stk. Marmorkuchen	4 Stk.
1 Stk. Schwarzwälder-kirsch-Torte	4 Stk.
1 Tafel Schokolade	14 Stk.
1 Kugel Fruchteis (50 g)	4 Stk.
1 Becher Fruchtjogurt (180 g)	6 Stk.
Banane	3 Stk.
Reiscrispis (50 g)	11 Stk.
1 Portion Ketchup (25 ml)	1 Stk.

Bewegungs-Quiz (Seite 38/39)				
	kcal	Putzen	Gehen	Laufen
1 Wiener Schnitzel	450 kcal	2 1/2 Stunden	2 1/2 Stunden	50 Minuten
1 Salamipizza (330 g)	740 kcal	4 Stunden	4 Stunden	1 1/2 Stunden
1 Leberkäse-Semmel	450 kcal	2 1/2 Stunden	2 1/2 Stunden	50 Minuten
1 Döner Kebab	640 kcal	3 1/2 Stunden	3 1/2 Stunden	1 1/4 Stunde
1 Pkg. Chips (175 g)	970 kcal	5 1/4 Stunden	5 1/4 Stunden	1 3/4 Stunden
1 Stk. Schwarzwälderkirsch-Torte (125 g) + Sahne (55 g)	540 kcal	3 Stunden	3 Stunden	1 Stunde
1 Tafel Schokolade (100 g)	540 kcal	3 Stunden	3 Stunden	1 Stunde
1/4 l Limo	100 kcal	30 Minuten	30 Minuten	12 Minuten
1/2 l Bier	200 kcal	60 Minuten	60 Minuten	25 Minuten
1/8 l Wein	100 kcal	30 Minuten	30 Minuten	12 Minuten